피내침 기원에서 질환별 치료법까지

현대 피내침법실무

편저 박 종 갑

부록 : 소아 침치료법

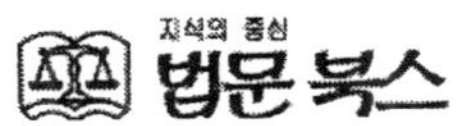

目　次

第2章 各　論

序

針이나 灸의 책은 처음 보는 사람이 읽어도 퍽 어려워서 알기힘드는 것이다. 그것은 一般醫學書와 다르기 때문이다.

本書는 針灸師는 勿論 一般醫師, 整骨醫師, 指壓師, 맛사—지師 기타 疾病治療에 關係하는 사람 및 全然 新人에게도 理解되도록 썼기 때문에 예를들어 「皮內針法」 그 自體는 實際 모른다고 해도 이것을 읽어가는 동안에 病體에 일어나는 여러가지 現象이 있는 것도 알고 刺激이라 하는것은 어떠한 微細한 것이라도 輕視해서는 안된다는 것도, 차차 알수 있게 될것이므로, 같은 注射를 놓는데도 손가락 하나 누르는데도 電氣를 거는것 조차도 결코 가볍게 할 수 없는 것임을 알게 될 것으로 믿는다. 또 단 一點에의 刺激에 重大意義가 있다는 것도 차차 알 수 있을 것이라 본다.

따라서 本書에서는 너무 어려운 것은 一切 빼어 버리고 新人에게도 쉽게 理解되도록 썼다고 생각하니까. 가벼운 소설을 읽는 기분으로 읽기 시작하면서 끝까지 읽어주기 바란다.

그럼 著者가 病態現象의 하나로서 經絡의 變動은 數値的으로 알 수 있는 것을 發見하고 그 測定方法을 考察하고 부터 이미 10數年을 經過했다. 그리고 皮內針法이나 씨—쏘—現象을 發見한 일이라든지 그間에 있어서의 여러가지 發表도 發見 以來 一貫돼있는 것이나, 그것이 어느것이나 매우 簡單했던것 등도 여러분이 잘 알고 있는 바이다.

著者가 새로운 것을 發表할려고 하면 적어도 3～6개월 以上, 充分히 實驗을 重複하지 않는限 公開치 않는 것은 언제나 하는 말이다. 知熱感度의 測定方法은 10개월만에 發表했고, 皮內針法은 1年, 씨—쏘—現象은 3개년의 實驗에 의해 發表하기에 이르렀고, 그리고 모두가 매우 쉬운것이며 따라서, 누구에게나 간단하게 익힐 수 있었다.

하나의 發表에 왜 긴 年月이 必要한 것일까. 하나하나의 硏究가운데는 相當히 멋있다고 생각하는 것이 있어, 나도 모르게 몸서리가 처질정도의 것도 있었다.

그러나 막상 發表하려고 생각하고 다시 檢討해 보면 그것이 全然 잘못된 생각이었거나, 方法의 誤差였거나 하는 것이 發見되어 落膽한 일이 종종 있었다.

스트레스學說의 세리에 敎授도 처음에는 實驗動物에 卵巢 에너지를 注射했더니 奇妙한 3개組의 反應, 즉, 胃潰瘍, 副腎肥大, 胸腺淋巴腺의 萎縮이라는 現象이 일어나는 것을 알게 되며 새로운 홀몬의 一大發見이라고 기뻐, 곧 發表할려고 했으나, 그러나 敎授는 여기서 생각하기를 다른 角度에서 살피는 것을 잊지 않았다. 즉 卵巢애끼스 以外의 腎臟, 肝臟, 心臟 기타의 애끼스에서도, 혹은 구레솔비누液에서도 그 結果는 다 꼭 같은 現象이 일어나는 것을 알고 세리에 敎授는 크게 落膽했다는 얘기가 있다.

그러나 眞實以外의 어떤것에도 屈치 않는 세리에 敎授는 더욱 여러가지 實驗에 依해 睡眠의 不足에서나 激한 寒冷에 있어서나 强制的인 筋肉活動에서나 기타 物理的·化學的·細菌學的·나아가 精神學的인 모든 作用因子는 같은 反應, 즉 適應證候群을 일으키는 것을 明白히 한것이다.

著者가 病態現象의 하나로서 左右差象이 일어나는 것을 發表하니까, 左右差가 있으면 무엇이나 같을 것이라고 速斷하고 있는 사람이 있는 것은 비록 적은 수라고는 해도 매우 유감스런 일이다.

著者는 自己自身이 하고 있는것 이라도 恒席 疑問을 갖고 모든 角度, 특히 逆의 立場에서도 檢討하여 疑問이 풀리지 않는限, 發表 안하는 方針으로 臨한 때문에, 前述과 같이 發表에 數年月이 걸린것이다. 따라서 오늘까지 發表한 가운데, 말의 表現이나 文法上의 잘못은 多少 있었다 하더라도 그 큰 줄거리만은 틀리지 않으리라 믿는다.

本書의 目的은 過去 30餘年間에 얻은 經驗에 따라 發見한 「皮內針法」의 槪略과, 그것에 關連된 여러가지 現象과 實驗方法을 詳述하는 것으로 從來의 鍼灸書와는 그 構想도 매우 다르다.

本書는 되풀이하여 읽음으로 해서 經穴이나 經絡이 왜 左右對照的으로 存在하는가, 經絡이란 뭣인가, 經絡은 왜 變動하는가, 經穴은

固定的인 것인가, 强刺激과 弱刺激은 어떻게 다른가, 그리고 그 手技는? 皮內針의 龍頭 및 絆創膏의 役割・皮內針은 왜 效果가 있는가 等等차례차례 알게 될 것이다.

本書의 內容은 거의 全部가 著者의 發見, 考察의 連續이라고도 할 수 있으며 參考書도 없고, 따라서 全部 假說에 의한 全的으로 苦心獨創에 의한 것이다.

때문에 지난 1954년 2月 20日, 讀賣新聞의 科學欄에 「針術에 르네쌍스」라고 까지 激讚을 받기까지 했다. 後述하는 皮內針法은 從來의 鍼術에서는 全然 볼 수 없을만큼 쉽고 理論도 方法도 簡單해서 針의 經驗이 없더라도 醫師라면 그날부터 應用할 수가 있다. 刺入에는 特殊한 핀셋트로 하기때문에 손가락이 針에 닿을 일이 없고 消毒도 完全히 行해져서 衛生的이다. 깊이는 1cm以內로서 털과같이 가는 針을 皮膚의 극히 表面에 刺入, 絆創膏로 固定하고 數日間, 그냥 放置해두는 方法이다.

皮內針의 特徵은 찔러 두어서 아픔이 전연 없는것. 며칠을 놔두어도 化膿안하는것, 아무리 재주없는 사람이 해도 簡單히 할 수 있는 것. 어려운 法則은 없다. 다만 疾病에 따라 생기는 壓點에 찌를 뿐으로 잘하고 못하고 없이 누가 하나 같은 效果가 얻어진다. 따라서 최근에는 많은 醫師, 齒科醫師, 特히 產婦人科醫 사이에 話題가 되고 있다.

皮內針은 前述과 같이 著者의 發明에 依한것으로서, 國內는 말할 것도 없고 海外에서도 쓰여져서 重要視되기에 이르렀다.

本法을 發見한 다음해 즉 1953년 3월, 古典針灸界의 第一人者, 柳谷素靈先生을 拓殖大學으로 訪問, 發見의 動機, 方法等을 詳細히 說明드린 結果, 在來 中國에도 日本에도 全然 없었던 것임을 알았다.
先年(1960年) 1월, 群馬大學醫學部를 訪問했을때 西學長은, 전부터 皮內針에 興味를 갖고 계셨으므로 「今後의 醫學은 皮膚 特히 皮內에 重點이 두어지지는 않을까, 故로 皮內針의 今後에 期待한다」라고 激勵해 주었다.

同年 3月, 名古屋大學 醫學部를 訪問해서 高木健太郎教授를 만나

뵙고 그 感을 더욱 깊이 했다. 本書가운데서 特히 壓反射의 問題를 많이 取入하게 된 것은 皮內針法에 密接가 關係가 있기 때문이다.

本研究에 對해 始終激勵를 주신 群馬大學의 西學長, 弘前大學의 松永教授, 廣島大學의 西丸教授, 東京齒科大學의 伊藤教授, 東洋針灸專門學校의 柳谷校長, 本書에 對해 特히 힘을 보태어주신 名古屋大學의 高木教授에 對해 深甚한 謝意를 表하는 바이다. 더욱 本稿의 編纂을 擔任하신 氣賀林一氏, 醫道의 日本社 主幹 戶部宗七郎氏, 特히 本書의 英譯에 特別한 配慮를 받은 間中喜雄博士에 對해 삼가 謝意를 表하는 바이다.

著者識

凡　例

從來의 針灸書에는 經絡이나 經穴에 관한 것이 자세하게 써 있고, 治療點에는 반드시 穴의 이름이 附記되어 있다.

그러나 本書에는 이런것이 극히 적다. 經絡이나 經穴을 자세하게 쓰면 오히려 번잡해 지므로 되도록 피하기로 했다.

診斷點이나 治療點은 初步者도 알수있게 대개 그附近이라는 식으로 해 두었으니까 그리알고 찾으면 누구나 알 수 있다. 本書는 皮內針의 起源에서 始作해서 모든 應用方法까지 애기해 두었다.

壓痛點 찾는法, 假性壓點의 區別法 등은 大部分 사진으로 圖解해 두었으나 骨格과의 關係가 알기 힘든 것은 凸板으로 그려 넣었다. 또 撮影때 몸의 位置에 따라 穴이 빗나가 보이는 것도 있으니 注意해 주시기 바란다.

제1장 총 론

피내침의 기원

1. 서 론

피내침을 습득하고저 하는 사람들 가운데는 두가지 면이 있다고 본다.

하나는 일반치료의 사이 사이에 때때로 해 보려는 사람, 둘째는 열심히 습득하여 이것을 종행으로 구사해 보고저 하는 탐구자 인것이다.

전자는 폐지 이후를 읽으면 되지만, 후자의 경우는 다음 문제부터 충분히 알아 두는게 좋다.

그러자면 우선 씨—쑈—(see-show)현상 이론과 그 근원인 지열감도(知熱感度)의 측정법에 대해 알지 않으면 안된다.

지열감도 측정이란 경락(經絡)의 이상(異常)을 객관적으로 또한 수가(數價)로 나타내는 방법이다.

경락의 이상은 고래(古來)로 맥진(脈診)등에 의해 극히 소수의 것만이 알려진 말하자면 명인예(名人藝)와 같은 것으로, 거기에 객관성이 전연 없는데서 과학성이 없다던가, 미신일 것이라던가, 혹은 경락의 존재까지 부정당할 상태까지도 나오게 되었다.

지금 여기서, 경락이나 맥진에 관해 말했지만, 피내침법을 습득할려 하려면 경락 문제에는 너무 깊이 들어가지 않는 것이 좋으리라 생각한다. 왜나하면, 아무것도 모르는 의사나 일반침구사가 특히 초심자로 생각되는 사람이 의외로 빨리 깨치게 되는데 명인?일수록 잘 깨치지 못하기 때문이다. 이런 것은 아마도 피내침법이 너무 간단하며, 너무나 효과가 크기 때문에 침구란 어려운것, 복잡하고, 난해한 것이라는 선입감에 방해되어서, 도리어 깨치기 어려운 것이 아닐까. 그것은 오래동안 구태의 연한 무엇인가에 사로잡혀 있기 때문이 아닐까? 더구나 발견자인 저자(著者) 자신조차도 최초엔 너무 효과가 크기 때문에 「이게 대체 어찌된 것일까」하고 의심은 의심을 낳아 잠시동안은 괴로워 한 끝에 발표하는데 시간이 걸리기까지 했었다.

2. 지열감도측정법(知熱感度測定法)

앞에서는 경락문제에 깊이 들어가지 않는게 좋다고 했으나, 그것은 부정을 뜻하는게 아니라 깊이 들어가면 「밀림속의 미아」가 될 우

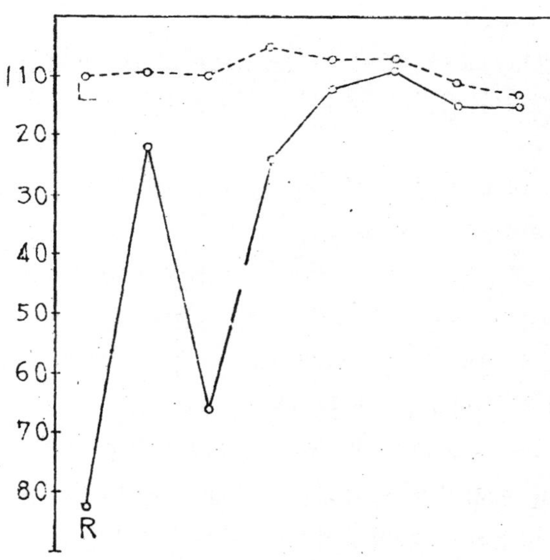

려가 있기 때문이다. 그러나 지열감도의 측정은 경락의 이상을 발견하는 것이 목적이기 때문에 경락을 전연 모르고는 안되는 이치이다. 그러자면 長洪, 丸山 共著인 「경락의 연구」와 本間氏의 「경락경혈도감」 그리고 본인이 지은 「지열감도측정에 의한 침구치료법」 정도는 옆에 항시 비치하여 두는게 좋다.

그럼 침구가가 임상중, 때때로 만나게 되는 기이현상으로서 「구열(灸熱)을 전연 느낄수 없다던가. 매우 기분이 좋다」던가 하는 요부(部要)가 있는 것이었다.

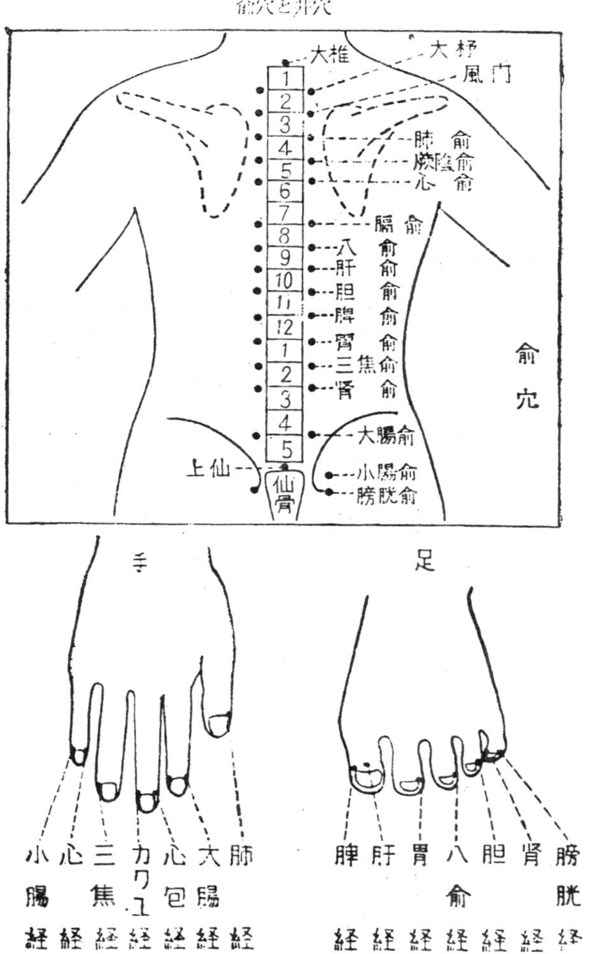

저자도 30수년전에 이것을 알아내어 스승이나 선배 제씨에게 물어보았으나, 「병매문에 그렇지만 당연한 일이다」라고 할 뿐이었다.

그러나 산사람 몸에다가 불을 대고 뜨겁지 않다는 것이 어째서 당연하단 말이냐, 아무리 그것이 병자라 하더라도…….

저자는 이 문제와 대결해서 20여년 자신의 질병에서 힌트를 얻어 다음과 같은 발견을 했다. 즉, 생체에 이화(異和)가 일어나면, 피부의 일부에 온열감각(溫熱感覺)의 좌우차(左右差)라는 기이(奇異)현상이 일어난다는 것이다.

그리고 그 측정 방법을 생각해 측정기를 발명한 것이다. 다음에 한 예를 소개하여 참고로 삼도록 한다. 상세한 것은 본인이 쓴 「침구치료법」을 보기 바라며 일단 그 개요를 이야기 한다.

요부(要部)는 수족 공히 좌우가 전연 같은 위치에 있다. 손가락끝의 ●표는 각경락의 정혈(井穴)(측정부위)를 나타낸 것. 평면도로는 정혈의 위치가 옳게 알기 어려움으로 각 정혈을 입체도로 표시키로 한다.

정혈의 위치는 A도, B도의 脾나 胃와 같이 爪根의 바깥쪽 또는 안쪽에서 약간 처진곳에 있는데, 엄지발가락에 있는 肝經의 정혈만은 B도와 같이 爪根中央部가 옳은 것 같다.

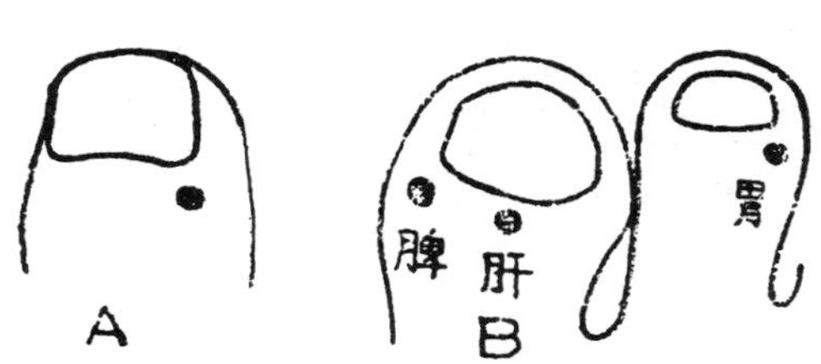

측정은 정혈의 피부면 직각에 측정도자(測定導子)를 가볍게 대고 행하는 것이다. 측정하는 경우에는 피검자의 자세를 정좌(正座)나, 앙와위(仰臥位)로 하여 한쪽 측배부(側背部)에 조금이라도 압박을 가하면 옳은 측정가는 얻을 수 없다. 즉 좌우를 언제나 같은 조건으로 행할 것이 중요하다.

측정기의 사용방법은 기계에 첨부되어 있으므로 생략하지만, 엄지손가락 끝에 있는 肺經의 정혈을 측정하려고 하면, 우선 왼쪽정혈에 도자를 대면, 측정기 상부의 카운타―가 딸칵딸칵 소리를 내면서 움직이기 시작하여 얼마인가 헤아리는 가운데 극히 가볍게 뜨거운 것 같은 아픈것 같은 느낌이 있었을 때를 한도로하여 도자를 떼면 카운타―의 수자가 확실히 나타난다. 이어서 오른쪽 같은 점인(肺經)의 정혈에 행하여 좌측과 같은 느낌이 있으면 도자를 떼는 그런 식으로 반드시 동일지(同一指)를 좌우 교차로 행한다. 그리고 좌측이 10으로 나타나면 10으로 기입하고, 우측이 30으로 나타나면 30으로 기입하여 10대 30이면, 좌우에 3배의 감도차가 있는 셈이다.

이와 같이하여 수족의 指를 전부 조사하여 보면 어느 경락에 이상이 있는가. 어느 경락이 제일 차가 있는가를 알 수 있다.

이에 대한 치료법은 좌우차가 가장 큰 경락부터 시작한다. 치료점은 우선 背部에 있는 동명경락(同名經絡)의 兪穴 혹은 그 부근의 압점에 피내침을 행하면 대부분의 좌우차는 해소되는데, 또한 변동경락의 주향상(走向上)에 압점을 구하여 여기에 피내침을 행하면 좋다. 또 감도가 저하된 쪽의 액와점(腋窩點)에 一本皮內針을 행하면 변동경락의 대부분은 평균화하게 된다. 그러나 그래도 더욱 변동있는 경락이 있으면 다시 치료하면 된다.

또한 정혈과 背部兪穴과의 관계의 도해는 페이지에 있다.

측정가의 그래프 (agraph of the test)

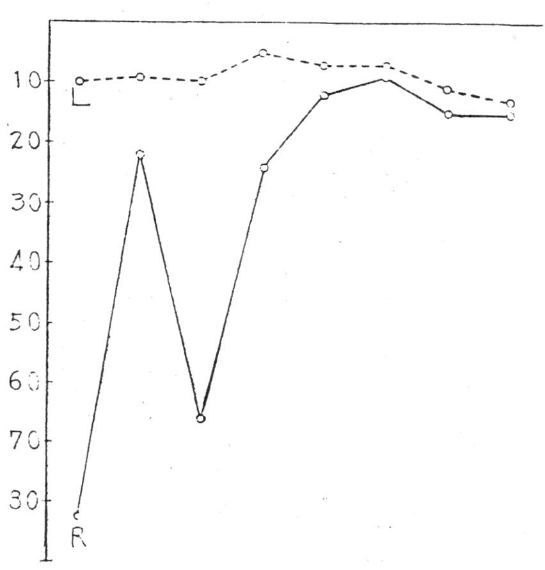

58우 右五十肩 (우58r, shoulder pain)

제1표는 오래된 진마신에 괴로워 하는 의사에게 행한 실험이다. (1951년 6월 22일)

최초에는 그냥 측정의 방법을 소개하는 뜻에서 양손 손가락 전부를 측정하여 봤다. 그 결과 엄지손가락에서 새끼손가락에 이르기까지 어느 손가락 끝이나 모두 14～15였었는데, 環指端(네째손가락끝) 만이 좌측11에 대해 우측77이란 실로 7배의 차가 나타났다. 3회 반복을 행했으나 다 같았다. 「이런 경우 어디에 어떠한 자격(刺激)을 줄것인가」라는 질문을 당했다. 저자는 이에 대하여 「제1요추하측방에 환지와 관계있는 「三焦俞」라는 웅덩이가 있다. 우측이면 약자격, 좌측이면 강자격을 가하면 좌우가 동가수(同價數)가 된다」고 답하고 좌측 웅덩이에 강자격을 주어 직후, 5분후, 10분후의 3회측정하여 좌우가 동가가 됐다. 그 의사는 여기에서 처음 진마신이라는 것을 알게 되었다. 이것은 육식을 할때만 일어나는 것으로 년간 5～6회 고통을 당한다고 했다. 그후 10년 이상이 됐지만, 그 다음 재발이 없다.

第1表 ジンマシン
Table I urticaria

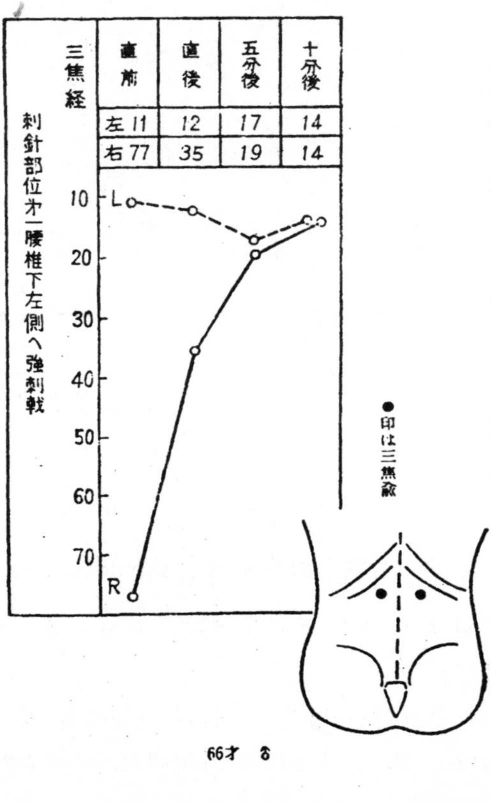

三焦経	直前	直後	五分後	十分後
左	11	12	17	14
右	77	35	19	14

刺針部位才一腰椎下左側へ強刺戟

10 L
20
30
40
50
60
70 R

●印は三焦兪

66才 ♂

第2表 지열감도와 온각, 냉각의 비교 자법 약+ 강++

비고 온냉각은 시험관에 어름 또는 50°C의 湯을 넣어, 2초간에 느낀것을(+) 느끼지 않은것을(−)로 했다

경락명		肺經		大腸經		胃經		脾經		心經		小腸經		腎經		心包經		三焦經		胆經		膀胱經	
		左	右	左	右	左	右	左	右	左	右	左	右	左	右	左	右	左	右	左	右	左	右
術前	温覺	−	−	−	−	−	−	−	−	+	+	−	−	+	−	−	−	−	+	+	−	−	−
	冷覺	−	−	−	−	−	−	−	−	−	+	−	−	−	−	−	−	−	+	+	−	−	−
	熱覺	28	62	46	88	40	35	73	44	9	30	30	41	35	150	95	52	46	15	11	20	76	118
刺法(兪穴)		++			+		++	+		+			+		+	+		+		++		++	
術後	熱覺	16	12	15	16	13	13	47	52	18	16	25	28	16	22	34	30	33	17	11	11	92	81
	温覺	+	+	+	+	+	+	−	−	+	+	+	+	+	+	+	+	−	+	+	+	−	−
	冷覺	+	+	+	+	+	+	−	−	+	+	+	+	+	+	−	−	−	+	+	+	−	−

Table Ⅱ Heat sense, worn sense and cold sense

第3表 티프스의 예방접종

年齡	性別	注射個所左側 上腕中央(皮內)	測定部位(井穴)	知熱感度値	注射前	注射一時間後	七月四日七時 十七時間後	〃 十一時 二十一時間半後	七月五日七時 四十一時間半後	〃 十一時 四十五時間後
五六	♂	三焦經 가까히	環指	左 A	6	27	45	15	10	6
				右	5	10	9	5	5	5
五	♀	大腸經 가까히	人指	左 B	5	20	14	14	11	6
				右	5	40	85	35	11	6

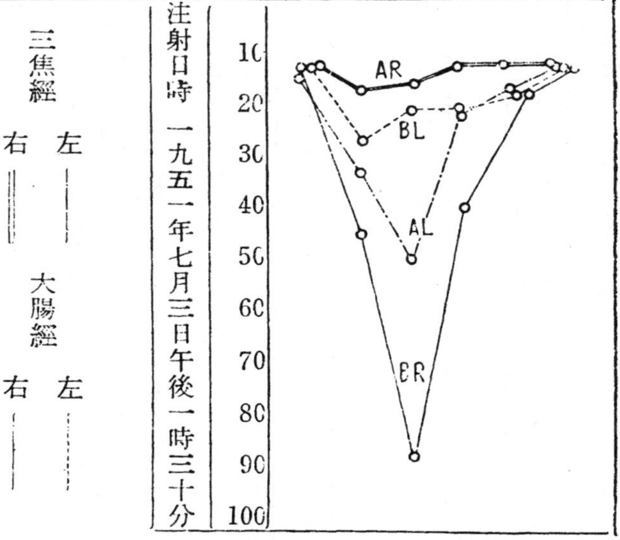

三焦經 右 左

大腸經 右 左

注射日時 一九五一年七月三日午後一時三十分

10 20 30 40 50 60 70 80 90 100

AR BL AL BR

第1圖 兪穴과 井穴

(Mustration I dorsal points and terminal points)

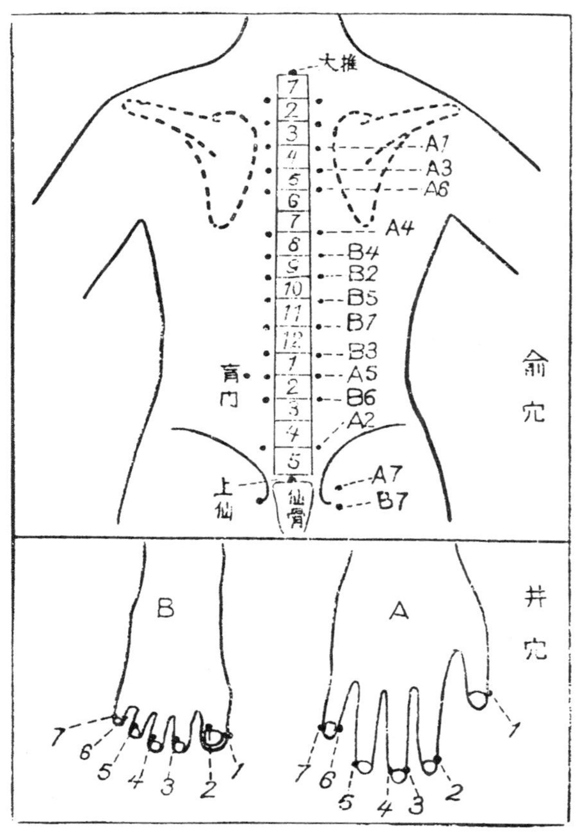

手足의 測定部位 (The testing spots of hand and foot)

3. 씨—쏘 현상

씨—쏘란 학교나 공원등에 있는 어린이들의 운동구의 일종으로서, 그 원리는 수평저울(天平秤)과 같은 것이다. 즉 한쪽이 내려가면 한쪽이 올라가고, 올라간 쪽을 내리면 앞서와 정반대가 되는 것이다.

먼저 말한 측정과 같이 좌우의 측정가가 자격을 주는 방법에 따라 달라졌다가 일치 했다가 혹은 역(逆)이 됐다가 한다. 이것은 측정가에 나타나는 씨—쏘 현상인데, 감각, 특히 동통의 면에 있어서도, 또 기능이나 기질적으로도 이것과 전연 같은 현상이 일어나는 것을 발견하며, 치료상 일대혁명을 가져오기에 이른 것이다.

먼저 말한 바와 같이 생체에 씨—쏘적 현상이 일어난다는 것은 지난 1951년 측정 방법을 시작한때 부터였는데, 씨—쏘 현상이라 이름 짓기는 1954년 5월부터 였다.

당시 저자는 집에 잘 붙어있지 않고 일요일 이외는 거의 도—꾜에 있었다. 자주, 저자의 현주소 群馬縣 伊勢崎市 本町 5—81)

드문 드문 아내는 右肩胛痛으로 괴로워 하고 격통으로 밤잠도 못 자는 형편이었다.

어느날 잡일을 하느라고 왼손으로 일을 하고 있자니까. 한시간 쯤 되는 사이에 오른쪽 肩胛痛이 꿈처럼 사라져 버렸다.

저자는 귀가 하자마자 이 얘기를 듣고 전격적 놀라움과 기쁨을 얻은 것이다. 「왜 그럴까」하고 생각했다. 즉 아내는 그로부터 29년전 왼쪽의 乾性肋膜炎을 앓고 6개월 동안이나 안정했던 일이 있었다. 그때 부터 왼손쓰기를 몹씨 꺼려 어떤 경우에도 오른손만을 쓰고 있었다.

이래서 오랜동안에 右上肢가 피로하여 그 피로소(疲勞素)가 포화점에 달했을때 쯤 때때로 감기에 의해 右肩胛部가 급격히 아파지기 시작했다고 생각됐다.

그런데 일상 쓴일이 없는 왼팔을 단시간이기는 했으나, 급격히 썼기 때문에 피로가 일어나서, 그 피로물질이 우측과 같은 량에 달했을때 좌우가 같은 량이 됐기 때문에 동통이란 현상이 사라졌다고 생각되며 이야말로 수평저울과 꼭 같은 것이라 생각해 여기에 씨—쏘 현상이라 이름부르기로 한 것이다.

이 현상을 발견한후 부터의 저자의 치료법은 몹씨 진보했다. 예를 들자면,

1. T.S란 중학교 1년생의 남자가 아버지와 함께 찾아왔다. 수일전 부터 얼굴의 좌측반쪽이 아프기 시작하여 F병원에서 신경통으로 가료중 점점 악화하여 X선 진단결과 골막염으로 판명, 群大(日本群馬

大學) 병원에서 수술을 받으라고 하더라면서 필림을 내놓았다. 저자는 당장 씨―쏘 현상 이론을 응용하여 환자가 호소하는 데로 동통의 반대쪽 동일점, 즉 오른쪽 얼굴 수개처에 太針으로 강자침 했더니, 거의 순간적으로 진통되어 오늘 지금까지 벌리지 못했던 입도 크게 벌릴수 있게 됐다. 입안을 조사해 보니 그것은 단순한 충치(虫齒)였다.

2. 저자의 처가 왼발의 제4지(네째발가락) 발톱뿌리 쪽에 강한 타박상을 입어 격통때문에 설수도 없는 정도였다.

점점 부어올라 가죽이 벗어지기도 했다. 급한데로 가위자루 둥근 쪽으로 오른발 네째발가락 발톱뿌리를 두드려 봤다. 조금도 아픔을 안느낀다고 한다.

이어서 다른 발가락을 때렸던바 어느 발가락이나 아프다고 한다. 즉 부상을 입은 발가락의 대조점(對照點) 만이 다른 발가락과 달리 통각(痛覺)이 없었던 것이다. 부상당한 쪽과 전연 상반되는 현상이 일어난 것이다. 이야말로 정녕 씨―쏘 현상인 것을 알수 있었다.

여기서 저자는 생각해 봤다. 타박을 받은 자격량과 같은 량의 자격을 대조점에 가할것 같으면, 반드시 진통됨이 틀림 없을 것이라고…. 그래서 갖고 있던 가위로 오른발 제4지 발톱뿌리 부분을 상당히 강하게 6∼7회 때렸더니, 비로소 아픔을 느꼈다. 그와 동시에 부상 당한 곳의 아픔은 소실되고, 보통때 처럼 보행이 가능해졌다. 그러나 벗어진 피부는 물론 수일후까지 자욱이 남아 있었지만 腫脹은 수시간후 평상으로 돌아왔다.

이만한 부상을 발톱끝에 받으면, 발톱이 빠지는게 보통인데, 그 다음에도 발톱에는 하등의 이상이 없었던 것으로 봐서 대조점에 가한 자격에 의한 효과는 단순히 감각에만 끝난것이 아니고, 器質的으로도 큰 영향이 있었다고 생각되며 앞으로의 의료상 크게 도움을 줄 수 있는 것으로 생각한다.

3. 생후 4개월의 강아지가 오른쪽 앞발의 바깥쪽 발가락을 아이들 발로 밟혀 아픔과 腫脹 때문에 한시간이 지나도 걸음을 못걸었다. 이에 대하여 왼쪽 앞발의 바깥쪽 발가락, 즉, 대조점에 太針으로 5∼

6회 강하게 찔렀더니, 강아지는 당장에 진통되어 힘차게 달리며 아이들과 함께 뛰어다니게 됐다. 그러나, 腫脹은 잘 낫지 않았으나, 4시간 후에는 전연 소실되었다.

4. 28세 청년, 오트바이를 타고 충돌하여 왼쪽무릎을 강타당해 치료를 받고 있었으나, 腓腸筋이 위축하여 발을 뻗을수가 없었다고 한다. 필자는 10시간후에 왕진해 보니까. 왼무릎 앞쪽에서 약간 안쪽에 직경 3cm 정도의 피하출혈흔(痕)이 있어 만지기만 해도 격통을 느꼈다. 치료는 극히 간단하여 즉 반대쪽에 있는 오른무릎의 동일점에 강한 太針을 한대 찌른 순간, 환측(患側) 발은 뻗을수 있게 됐고 局部는 눌러도 아프지 않았다. 피하출혈흔은 물론 당장에 가시지는 않았지만,

5. 58세 부인, 식욕감퇴 右悸肋部에 자각통(自覺痛)이 있어, 그 중심부에 뚜렷한 압점이 있었다. 치료는 左悸肋部에서 오른쪽의 압점과 동일점을 골라 여기에 강자침(强刺針)을 한대 행했더니, 자각통도 압통도 소실, 心下部도 상쾌해 졌다.

그밖에 盲腸部의 아픔, 火傷, 扁頭痛, 齒痛, 拔齒後의 熱發과 통증, 捻挫, 骨折, 打撲, 어깨저림, 腰痛, 그외 여러 신경통 등등 수만례(數萬例)에 응용하여 매우 좋은 성적을 올리고 있다. 그러나 먼저 얘기한것 같이 순간적 효과를 얻을수 있던 것은 어느 것이나, 급성적인것이 었고. 만성적고질에는 환후에 피내침을 행할 것이다.

이상의 사실로 생각할때, 생체가 질병 기타의 자극을 받았을 경우 상대성에 반대현상이 일어난다는 것은 사실이다.

질병 치료에 대한 종래의 생각으로는, 『병은 그것을 제지할 것』이라고 하여 병 그 자체를 제거하는데 전념해 왔다.

그 때문에, 骨折, 切傷, 火傷 등의 간단한 것이라도 그 자리에만 치료를 해 왔다.

즉, 대조점이 어떻게 변화하고 있는가. 모르면서 물론 그 처치를 취하지 않은 때문에 모든게 낫는게 더딘 것이다. 만약 생체에 있어서의 이러한 현상들이 있는 것을 충분히 알고 있었다면, 인류의 질병은 반감(半減)됐을 것이다. 다음의 비유는 제3도의 위것은 공기버

개(空氣枕) 아래것은 벼개의 한쪽에 돌을 올려 놓은 그림, 돌의 무게로 벼개의 한쪽이 꺼지고 그 반대쪽은 부어 오른다.

제3도 씨—쏘— 현상이론의 도형도

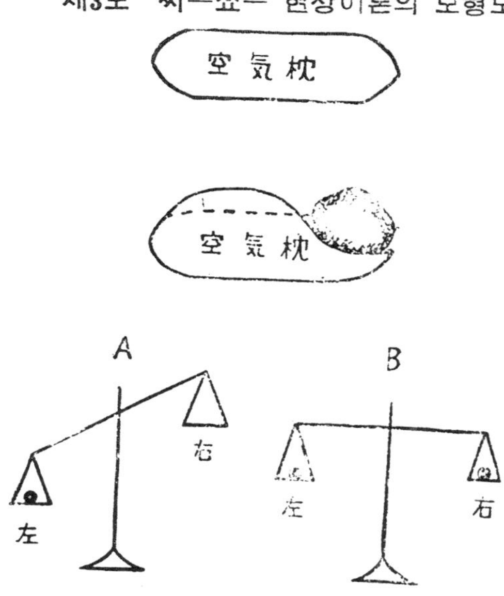

즉 부어 오른 量은, 꺼진 量과 꼭 同量이다.

아래의 A와 같이 左에 물체를 얹으면 左는 내려가고 右는 올라가 평형은 완전히 깨어진다. 이에 대해 右에 左와 똑같은 量의 물체를 얹으면 B와 같이, 평형이 된다. 생체각부를 지배하고 있는 신경도 이와 같이 언제나 평형을 이루고 있다면 병은 생기지 않을 것이다.

4. 피내침법 발견의 단서

병태(病態)에 지열감도의 좌우차가 일어난 것을 발견한 것은 1950년 가을인데, 그 측정 방법을 고안한 것은 다음해 51년의 3월경이었다. 그 이래로 여러 가지 환자를 측정하고 있을때 그전에 냉동식피수술(冷凍植皮手術)을 받은 8명의 환자에 대하여 친히 측정에 의한 관찰을 하였더니, 그 누구나가 수술직후, 동측(同測)의 관계정혈(關係井穴)(指端에 있는 웅덩이)에 현저한 온열감(溫熱感)의 저하현상이 일어났다. 그리고 그것이 3~4개월간 계속하면서 서서히 정상으로 돌아갔다. 그리고 얼마 있다가, 수술자리가 가려워 지니까 이전과는 정반대쪽 즉, 수술을 받지않은 쪽의 같은 指端에 현저한 저하현상이 일어나는 것이었다. 그때 부터는 저하현상도 서서히 돌아가서, 4~5개월 후에는 8명 모두다 좌우현상은 일어나지 않게 됐다. 수술자리도 가렵지 않게 됐다. 여기서 발견의 싹이 튼 것이다.

5. 최초의 시험

이 「가려웁다」는 것은 피부 표면에 가벼운 자극에 의해서 일어난 경미한 아레르기—様이 아닐까 생각했다. 이와 같은 경자극을 체표면에 장시간 지속적으로 가하면 대조점에 반대로, 즉 씨—쑈적 현상이 일어날 것이라고 생각하게 됐다.

우리들에게는 가렵다는 현상을 정확히 만들어 낼수는 없으나, 가벼운 자극을 지속적으로 장시간 가하기 위하여 극히 가는(細) 침을 피부줄에 옆으로 꽂아 둘수 있지 않을까 생각했다.

제 4 도 (Mustration4)

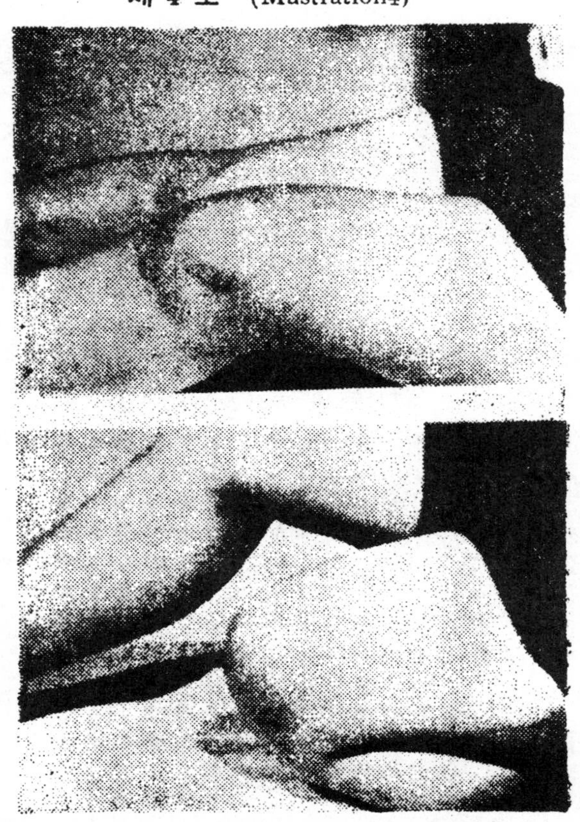

위 사진 첫 시험 아래 사진으로 성공

다행(?)히도 20수년전, 저자가 왼쪽 무릎을 捻挫하고 부터 당시까지 항상 무직하게 괴로웠었다. 또 당시 저자가 左五十肩의 격통으로 괴로워하고 있었다. 우선 왼쪽 무릎에 시험해 보기로 했다.

처음에는 다리를 뻗치고 했기 때문인지, 성공 못하고, 두번째는 무릎을 굽히고 피부를 긴장시켜서 자입했기 때문인지 수분만에 20수년 동안의 고통이 사라져 버린 것이다. 성공의 제1보는 52년 7월이었다. 이어서 다음난부터 左肩胛關節의 압통점에 1개소 24시간 동안의 정도로 4개소 4주야, 즉, 4회의 피내침으로 일년넘어 괴로워한 五十肩은 완전치유, 오늘날까지 재발치 않는다. 그래서 이에 피내침법이라고 이름 붙이게 됐다. (제4도 참조)

6. 환자에 응용

저자 자신의 무릎과 五十肩의 고통이 1회의 치료로 나은데서 힘을 얻어, 외래환자에게 응용해 봤다. 그 결과는 우연이었는 지는 몰라도, 차례차례 행해서 모두 1회 1대의 피내침으로 효과가 나타난 것이다. 그러나 침을 1주야 이상 치침해 둔다는 것은 환자는 물론 저자 자신에게도 불안했다.

또 고정방법도 서툴었기 때문에 침이 체내에 침입해 버린일이 2∼3회 있었기 때문에, 밤낮 연구를 거듭하여, 고정시키는 방법 침의 굵기, 길이, 침질(針質), 용두(龍頭)의 형과 크기 등등, 그리고 환자가 안심할수 있게 노력한 결과, 현재와 같이 완전한 피내침이 된 것이다.

7. 刺針과 固定法

피내침의 굵기는 0.15mm정도, 길이는 0.15mm정도의 극히 가느다란 (1/4주 8∼9mm사침의 "만도린"정도) 특수금속제의 침으로서, 한쪽에 조그마한 머리(용두라고 하는 것)가 붙어 있다.

이것을 특수 핀셋트로 찝어 침끝을 피내에 2∼3mm정도 刺入, 반장고로 고정하면 전연 無痛하고, 아무런 위험도 없고, 장시간 작용 시킬수가 있다.

刺入과 고정방법은 우선 자입목적부위(刺入目的部位)에 표를 한다.

제 5 도 刺入固定法의1 (Mustration4. The fixation of ICN(1))

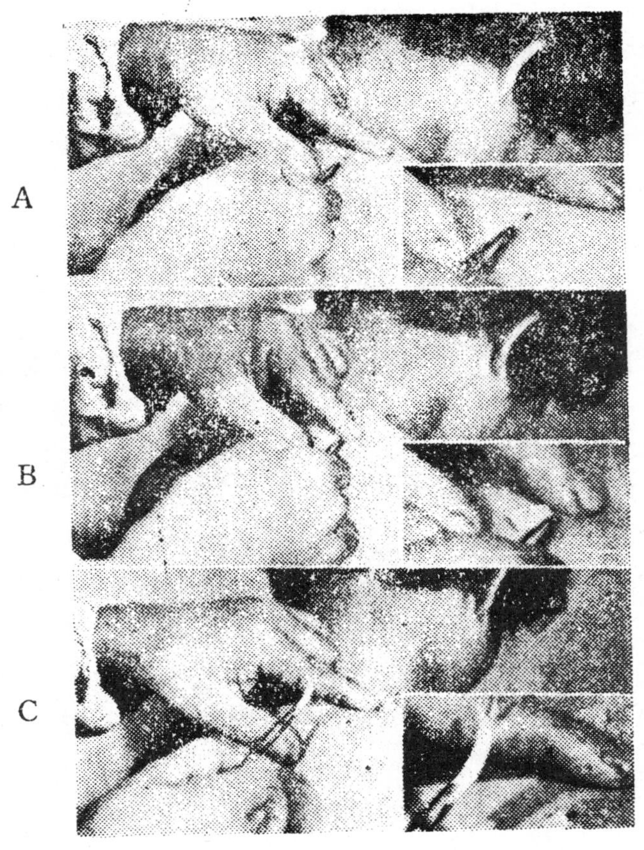

그리고 부위를 잘 소독한다. 다음에 미리 소독해 둔 피내침을 핀셋트로 집는다. 이때 침끝쪽을 핀셋트끝에 4mm정도 나오게 한다. 다음에는 왼손 엄지손가락과 둘째손가락(인지)로 피부면을 최대한으로 팽팽하게 편다. 그리고 천천히 刺入시킨다. 핀셋트는 어디로 향하도록 해도 좋지만, 주사처럼 급격히 찌르면 아프고, 第一針이 굽어버

릴터이니까. 조용히 아주 극히 조용히 언제 들어가는지 모르도록 한다. 그렇게 하자면 침쪽을 피부에 밀착시켜 고정해 놓고 피부쪽을 긴장시킨채 앞으로 조용히 당기며는 자연히 안아프게 들어간다.

찔러 넣은 다음에는, 핀셋트를 떼며는 침이 피부면에 찰싹 붙어있으니까 이대로는 밑에 붙인 반창고가 안떼어 진다. 그래서, 침끝쪽의 피부를 손가락끝으로 가볍게 누르면 용두쪽이 자연히 들리게 된다. 그 사이에 작은 반창고를 침밑에 밀어 넣어 왼손가락 끝으로 침과 함께 누르고 핀셋트를 놓고, 이어서 위에 반창고를 바르고 고정한다. (제5도 참조)

제 6 도 刺入固定法의2

Illustration 6.
The fixation of a ICN (Ⅱ)

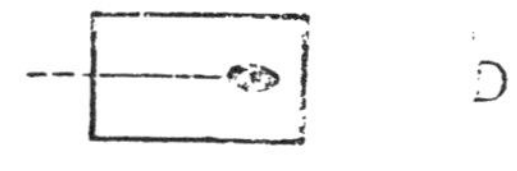

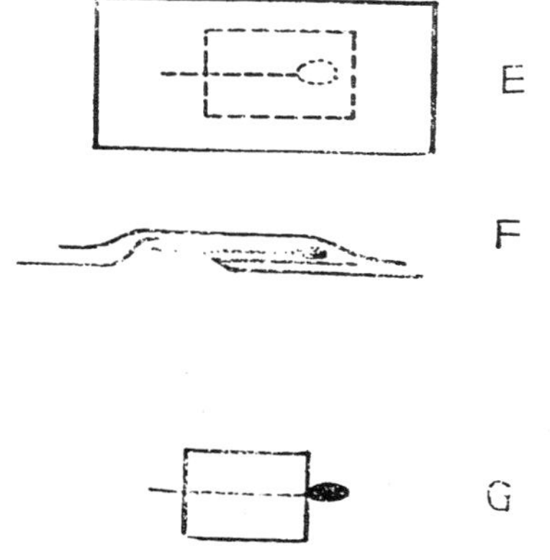

제6도는 밑붙임(반창고)과 위붙임의 모형도(자입고정법 A)이며, B①은 측면모형도 ②는 떼어낸 뒷면도서 용두가 밑붙임에서 부터 나와있다. 이래서는 때때로 피부에 상처를 주니까 밑붙임할 때는 주의 할것.

8. 침의 刺入方向

피부의 伸縮方向을 잘 보면, 펴졌을 때는 주름이 없어지고 광택이 나지만, 오무려졌을 때는 광택이 없어지고 주름이 생겨 關節部 부근에는 엽무늬(横紋)가 생긴다. 피내침은 横紋에 平行하도록 한다. 즉, 피부의 伸縮하는 방향에 대하여 가로로 마치 十자형으로 刺入한다.

예를 들면 背部의 肩胛骨內側에는 피부가 內外로 伸縮하니까. 침은 脊柱의 방향, 즉, 上方 또는 下方으로 향해 찌른다.

그외 腰部는 피부가 上下로 伸縮하니까. 가로로하면 된다. 또 伸縮방향을 잘 알수 없는 장소는 어디로라도 좋지만, 上肢나 下肢에서는 가로로 함이 좋다.

왜 그런지는 알수 없으나, 여하튼 그렇게 하는 것이 좋은것 같다. 그것은 다음의 실험에서 알수 있었다.

지난 1953년의 이른봄, 어느 추운날 40세쯤의 부인(중국인)이 류마치性의 腕關節炎으로 來院, 左右가 다함께 屈伸때에 아프다고 한다. 추위 때문인지 질병 때문인지는 몰라도 양팔의 피부가 손끝까지 지아노—제 상태였다.

최초 左腕關節의 背面(陽池)에 横紋 방향에 평행으로 一本 刺入하고 반창고로 고정하려고 했더니, 직전까지의 지아노—제가 점점 淡紅色으로 변하면서 손끝으로 내려가는 것이 보였다. 또 아픔도 사라지고 屈伸도 자유로워졌다. 그러기에 반창고로 고정했다.

이어서 右腕關節에 왼쪽과 같은(陽池)中心部에 보통針을 피부면 직각으로 針管을 써어 찔러봤다. 그러나 針을 중심으로 해서 둘째손가락끝크기(人指頭大丸型)만큼 변색했을 뿐이고, 아픔은 조금도 감해지지를 않았다. 이어 피부의 伸縮 방향에 평행으로 찔렀더니, 이것 역시 세로(縱)로 楕圓形으로 변색했을 뿐으로 아픔에는 감소가 없었다.

다음에 다시 왼팔과 같이 陽池穴의 中央横紋과 평행으로 刺入하니까 그의 순간적으로 진통하여 屈伸可能이 됨과 동시에 피부가 점점 淡紅色으로 변하면서 손끝까지 약 3분간에 변색했다. 변색하는 모양은 마치 소나기 구름이 걷히는 것 같았다. 이 부인은 그다음 數回로 완치 됐는데, 보통 동상(凍傷)도 같은 方法으로 낫는 것이다. 제7도와 같이 陽池와 제2陽池를 틀리지 않도록 할것.

그후 몇사람의 친구들이 같은 성적을 얻은 일이 있었다. 이상의 사실로서 생각할때, 그저 단순히 피부의 伸縮方向이라고만 생각할게 아니라 거기에 뭣이 介在하는게 아닐까 생각하게 됐다. 어쨌든지 피부의 신축방향만은 잘 살피지 않으면 안된다. 그러나 방향에 관계치 않고 행해도 効果가 있을 때가 있는 것이니까 꼭 그렇다고만 생각할 수는 없다.

옛날의 침은 거의가 撚針으로서 迎隨 등의 刺法은 皮內針처럼 수

경으로 찔렀던 것인데, 효과가 그리 만족 할수 없었던 것을 생각한다면, 아마 너무 깊었거나, 針의 방향의 加減에 의해서가 아니었을까 생각한다.

9. 皮內針과 皮下針

피내침은 點의 중심에 침끝을 데고 수평으로 眞皮中에 아주 극히 엷게 찔러넣는 방법이며, 피하침이란 피부의 문제는 생각하지 않고, 피하지방조직중에 찔러서 침끝의 點의 直下에 닿도록, 또는 통과하도록 하는 방법이기 때문에 목적은 전연 다른 것이다.

발견 당시에는 그 대부분이 침끝이 피하까지 達하고 있었다. 또한 실패도 많았다. 어떤 사람은 「피내침이 아니고 피하침이다」라고 평했다지만, 그것은 침끝만을 보고 중요한 자입부위에 있어서의 침과 피부와의 관계를 보지 않았기 때문이 아니었을까.

최초 침끝이 피하에 이를때까지 넣었다는 것은 「침은 깊이 찌르는 것」이라는 선입관이 부지부식간에 그렇게 했으리라 생각된다. 그때문에 때때로 실패한 것이었다. 이러한 실패의 주원인은 자입당장에는 효과가 있어서 안심할수 있었는데, 수시간후, 오히려 아파졌다던가, 무지근 해 졌다던가, 늑간신경통(肋間神經痛)이 일어난다든지, 심하면 호흡곤란을 일으킨 일도 있었다. 이와같이 악화된 것들도 발침(침을 뺌)으로서 간단하게 해소되는 것이다. 뒤에 빼낸 침을 현미경으로 조사 했더니, 대부분의 침은 끝이 낚시바늘처럼 굽어 있었다. 이것들은 아마도 제8도와 같이 경락을 건드린 것이라고 생각된다.

피부의 움직임은, 한결같기 때문에 침이 진피중(眞皮中)에 정지하고 있는 동안은 어떠한 운동에도 굽지 않지만 피하조직중에 넣을것을 목적으로 깊이 넣어 두면 처음에는 무난하다 하더라도 시간의 경과와 여러 가지 운동에 의해 어느 사인가 침끝이 근막(筋膜)에 접촉되는 일이 있다. 만약 침끝이 근막에 접촉되면 침끝은 반드시 굽을 것이다. 그것은 피부와 근은 언제나 역방향으로 움직이고 있기

제 8 도 자입도(刺入度)
(Mustration8. The depth of insertion)

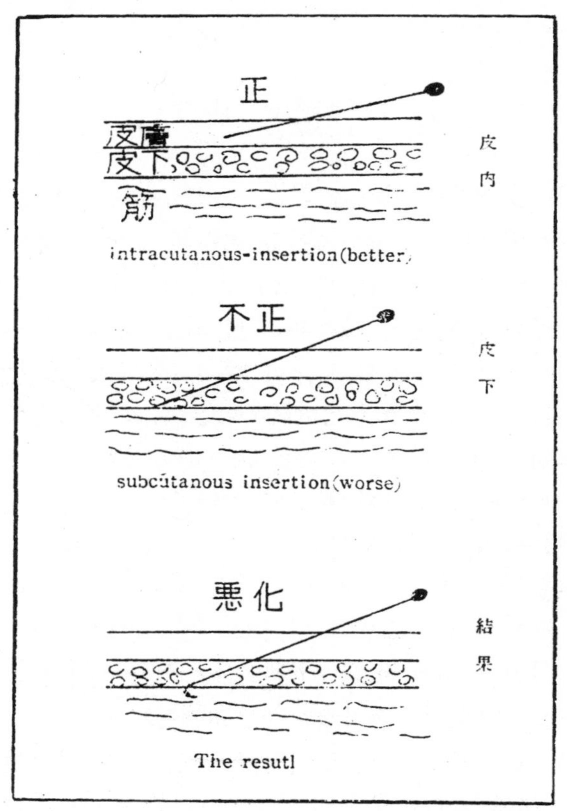

때문이다.

이리하여 근막은 언제나 침끝으로 긁히는 자격(刺潛)을 받고 있고 끝에 가서는 당연히 염증을 일으키리라는 것은 쉽게 상상할 수 있다고 생각한다. 이러한 실패를 몇번이나 되풀이 하는 가운데 결국 요소의 피내에 1mm를 넣거나 10mm를 넣거나 효과가 같다는 것을 알게된 것이다. 즉 깊으며는 실패가 많고 얕으면 실패가 전연 없었다는 것을 알고 부터는 겨우 2∼3mm정도로 하여 오늘에 이르고 있다.

그후, 압반사(壓反射)와 침과의 관계의 연구에 의해 피내침과 피하침과는 비교가 안될 정도로 효과가 다르다는 것을 알았다. 즉 압반사에 의한 현상이 피내침에서는 어느정도 억제(抑制)할수 있으나,

피하침으로는 억제할 수 없기 때문이다. 또 모든 신경의 수용기(受容器)는 피내에 밀집(密集)되어 있는데 대해 피하나 근육에는 그것이 거의 없기 때문이라는 것도 관계가 있다고 생각된다.

10. 피내침은 약자격?

피내침은 원래 약자격(弱刺激)용으로 시작된 것이지만, 피자격체(被刺激體)의 여하에 따라서는 강자격(强刺激)으로서 작용하는 경우가 있다. 예를들면, 어린이나 매우 쇠약한 중환자, 극단적인 과민체질 등에는 거의 강자격으로 작용할때가 많다.

이와는 반대로 어른(大人)의 건강체나 경환자의 건측(健側)에는 거의 효과가 없는 상태이다. 대부분의 병체의 환측(患側)에 대한 피내침은 약자격용(弱刺激用)으로서 위대한 작용을 하는 것으로 따라서 피내침은 약자격이라고 하여서 틀린말이 아니다. 그러나 먼저 말한것 같은 과민체의 환부에는 오히려 강자격이 되어서 악화시키는 일조차 있다.

이러한 경우에는 피내침을 강자격용으로 하여 반대측 즉 비교적 건측이라 생각되는 동일점(同一點)에 응용하면, 뜻밖의 효과를 얻을 수가 있다. 매우 쇠약한 폐결핵환자(肺結核患者)가 처음 환측에 피내침을 하고 거의 무효였었을때 건측의 동일점에 피내침을 하여 극적효과(劇的効果)를 얻은 실예(實例)도 있다.

또 얼핏 보기에 건강체라고 생각되는 것이라도 피내침에 약한 다시 말해서 피내침과민증(皮內針過敏症)이라고 할만한 것도 있고, 자입직후 그 부위부근에서 부터 점점 무지근하게 되어 나중엔 전신이 곤해지는 것도 있다. 또 이런 현상들이 국부적(局部的)으로 일어나는 일도 있다. 이러한 경우 어느것이나 발침(拔針)함으로 해서 평상으로 돌아온다.

이상은 피내침을 건측에 행함으로 해서 해결되는 것이지만, 어린이나 극단적인 과민체, 또는 과민개소(過敏個所)에는 어떻게 하면 될까? 하는 문제가 생기게 된다. 이것은 피내침의 치효원리(治効原

理)가 알려진다면 문제되는게 아니지만…….

필자는 대체로 6세 이하의 어린이나, 특수과민자, 및 극단적인 과민개소에는 피내침 대신에 금속의 작은 粒子나 2∼3번쯤의 폐침(廢針)을 3mm쯤으로 잘라서, 이것들을 반창고에 부쳐서 피내침의 요령으로 바른다. 그리고 더욱 연구하여 보니까 깨알(깨粒)이나, 종이쪽지이거나 담배갑속의 은박지이거나 뭣이거나 요컨데 이러한 작은 물체들을 반창고로 고정시켜 두면 극히 약한 자격을 지속적으로 주는 셈이 되며, 이때문에 뭔가 어떤 자격이 다소는 있는 것이다. 그러나 이것은 특수한 일이고 아무것에나 효과적이라는 말이 아니고 따라서 일반적인 것이 되는것은 아니다. 오해없기 바란다.

또한 여기에서 주의 할바는 이 소물체(小物體)가 구리(銅)나 철(鐵)인 경우에는 피부가 부식(腐蝕)당하는 일이 있음으로 너무 장기(長期)동안은 안된다. 또 금이나 은이라도 粒子가 0.5mm이상이 되면 피부가 갈라지는 일이 있으니 장기간 부쳐놓는 것은 삼가하지 않으면 안된다.

필자는 그것들의 불편, 불안이 없는 취급하기에 편리하고 또 값이 헐한 그러면서도 유효한 가칭(CX)를 발명했다. 두께는0.3mm, 길이 3mm쯤, 폭 1mm가량의 화학섬유로서, 그이상의 것은 잘 모르지만, 이 CX를 반창고로 피내침의 요령으로 발라 붙이는 것인데 어린이의 이하선염(耳下腺炎)이나 충치, 종물(腫物)의 초기에도 매우 효과가 있다.

11. 발침때의 주의

침의 자격은 자입때, 발침때 및 발침후의 처치의 여하에 따라 강자격으로도 약자격으로도 된다는 것은 여러분들도 잘 알고 있는 일이다. 이런 점에서 피내침도 예외는 아니다.

우선 자입(刺入)에 대해서는 문제없지만, 발침(拔針)을 급속히 한 후 그대로 놔 두면 일부러 약자격으로 한것이 강자격이 될 염려가 있다. 수일후의 발침때라도 발침직후는 반드시 침자욱(針痕)을 가볍계 문질러야 한다.

가볍게 문지를때 잘못해서 강하게 문질렀다던지, 강하게 압박하든지 하면, 이것 역시 강자격이 될 우려가 있으니까 꼭 주의 하기 바란다. 또 발침할때는 반드시 용두(龍頭)쪽에서 핀셋드로 반창고의 끝을 접어 들어 올려서 벗겨야 된다. 잘못해서 침끝쪽에서 벗기면, 침이 굽어버려서 자격량(刺激量)에도 변화가 일어난다고 생각된다.

여하튼 피내침을 뺄때는 반드시 조용히 할것과 침자욱은 잘 문질러 그자리를 벤진으로 잘 닦고 그위에 알콜로 소독을 겸해서 벤진을 닦아낼 것을 잊어서는 안된다.

자침방법은 먼저 도해(圖規)한데로 이지만 꼭히 그렇게 해야 한다는 것이 아니라 각인각색으로 찌르기 쉬운 방법이면 그것으로 좋은 것이다. 요컨데, 아프지 않고, 될수 있는데로 얕게 찌를수 있다면 좋은 것이다. 또 자입때 다소의 아픔은 느낄지라도, 고정하고 부터 문질러 봐서 아프지 않으면 그것으로 좋은 것이다.

고정용 반창고는 보통「니찌반」의 테—푸를 사용하고 있는데, 만약「약에 잘 허는(잘 상하는)」그런 체질이라면, "니찌반"이나 "세끼스이반"의 살색(肌色)을 사용함이 좋다. 그러나 그 살색 반은 연하고 얇음으로 취급에 좀 불편한 점이 있다.

무릎같은 곧에서는 앞에서도 말한바와 같이 무릎의 內側「曲泉」같은 곳은 뻗침체로서도 좋지만 무릎 위에 前側같은 데는 무릎을 굽힐수 있는데까지 굽혀서 刺入固定하는 것이다. 腰部의 경우에도 뻗쳤을때와 앉아 있을때의 경우에는 腰部의 피부의 신축에 다소의 차이가 있으니까. 이 점을 잘 고려하여 피부를 조금 펴서 반창고를 바르지 않으면 안된다.

만약 엎드린체로 그대로 반창고를 바르면 앉는 경우 피부가 당기여져서 기분이 좋지않고, 효과면에서도 다소 영향을 줄것 같다. (제9도 참조)

제 9 도 拔針의 그림 (Mustration9. Pulling a ICN)

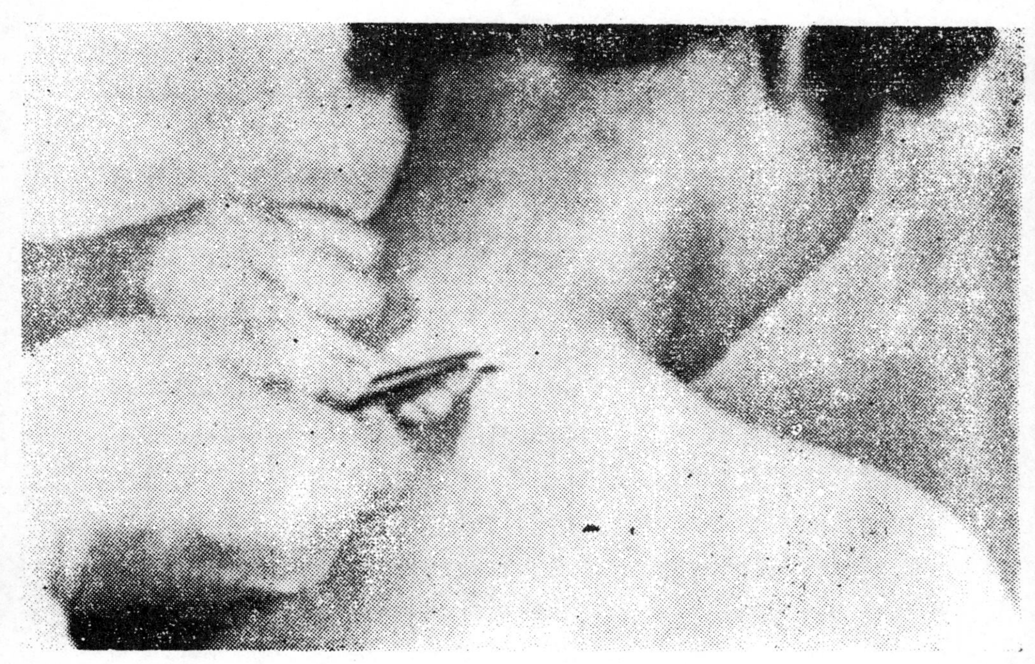

이대로 핀셋트를 들어 올린다.

12. 자격의 강약

스트레스 學說에 의하면 물리적, 화학적, 세균학적 또한 정신적인 모든 作用因子가 適應證候群을 일으킨다고 말하고 있다. 예를들면 심한 추위나 강제적인 근육노동에 의해서도 胃潰瘍이 일어난다는 것이다. 따라서 日常生活에 너무 무리가 있다면 좋지 않다는 얘기이다.

이같은 무리한 육체에 대하여 큰 부담을 주게 되어 나아가서 강한 자격이 되어 그 강자격이 모든 질병의 인자가 된다는 뜻이다. 이와 같이 신체각부가 강자격에 의해 일어난 질병에 대해 피내침과 같은 약한 자격이 왜 좋은가 하는것은 당연히 생각해서 좋은 점이다.

또 더욱 가까운 문제에서 생각해 보자, 예를들면 어디엔가에 타박을 입었을 경우, 우리들은 우선 그곳을 즉시 눌러 문지르고 쓰다듬고 또는 가볍게 주무르는 등의 操作을 행하는 것이다.

그리고 그러한 조작에 의해 타박부위는 현저히 완화 되는 것은 모든 사람들이 경험하는 가장 좋은 예이다.

만약 이와는 반대로 타박부위를 세게 때린다든지 강압을 가한다며는 대체 어떻게 될것인가 설명의 여지도 없을 것이다. 이와 같이 스트렛샤—(病的刺激)에 의해 일어난 질병에 대하여 그것을 완화시키기 위한 목적으로 피내침에 의해 자그마한 자격을 주는 것이야말로 가장 목적에 알맞는 치료방법이라 말할수 있을 것이다.

어떤 사람들은 꼭 눌러서 동통(疼痛)이 있다던지 뻐근하다던지 한 것에 대해서는 강자격을 주고 눌러서 기분 좋은 것에 대해서는 약자격을 주는 것이 좋다고 말하고 있으나(전자를 瀉, 후자를 補라고 한다) 이것에 대해서는 著者는 언제나 疑問을 갖고 있었다. 왜냐하면 눌러서 동통이 있는 것이야말로 피내침의 가장 適應症이기 때문이다. 급성충수염(急性虫垂炎)이 그러하며 류마치성 관절염(류마치性 關節炎)이 그러하여 타박, 捻坐, 월경통(月經痛), 분만시(分娩時)의 産婦, 가지가지의 복통(腹痛), 그외의 통증역시 그러하기 때문이다.

13. 압통점 찾는법

내장질환(內臟疾患)과 압통점과의 관계는 꽤 오래전부터(小野寺壓點과 如한)보고되어 진단학상 중요한 역할을 해왔다. 그러나 그것들은 거의 모두가 진단상의 문제이지 치료점으로서 응용되지는 않은

것같다.

침구치료에 있어서는 진단점 및 치료점으로서 중요성을 지니고 있으며, 옛사람들이 발견한 경혈(經穴)같은 것은 이러한 압통점에서 시작된 것으로 생각할수 있다.

압통점은 때에 따라서는 遠隔部에서도 나타내지만 대개는 질환부부근의 피부편에 몇개의 무리(群)를 이루고 나타나는 것으로 우리들은 그 압통군(壓痛群) 가운데에서 최고압점(最高壓點)을 골라 이것을 치료점으로 하여 여기에 灸 또는 針의 자격을 주어 치료의 목적을 달성할려고 했다.

압통에는 자각(自覺)이 同伴하는 경우와 自覺이 同伴하지 않는 경우가 있다. 自覺에는 얼마 만큼의 面積이 있으나, 壓痛에는 그 大部分이 點狀을 이루고 있다. 遠隔部에 나타나는 壓痛에는 自覺이 거의 없기 때문에 檢出에 다소간의 훈련이 필요하다.

피내침은 이러한 壓痛點의 中心部에 刺入하는 것인데, 그 방법의 概略을 써 보기로 한다. (한가지 한가지 씩은 위에 밝히기로 한다)

壓痛點은 壓痛群 가운데에서 最低壓에서 느낀것에 표(標)를 한다.

그리고 그 표를 중심으로 약1cm 이래 수개소를 붓뚜껑같은 것으로 같은 壓力을 加하여 보아 그중 가장 過敏한 點을 代表壓點으로 하여 確認한다. 確認됐으면 다시 표를 고쳐 한다. 여기를 正確한 치료점으로 정한다.

옛날(얼마전까지만 해도)에는 經穴을 손가락끝으로 찾아 표도 않하고 그냥 刺針했던 것이다. (施灸때에는 표를 하기도 했지만)이래서는 예를들어 經穴을 찾아냈다 하더라도 표가 없으면 正確한 中心에 刺入할수 없는게 當然하지 않을까. 더욱이 一本만하면 가능한 것을 20本이나 한다면 어떤것인가 맞을것인지는 모르겠지만……. 그러나 餘蠻로 찌른 19本 가운데 몇本인가가 오히려 害를 주었으리라고는 생각할수 없을런지.

어떻던지. 압통이나, 자각통의 減少를 재는것(計)에 의해 病苦가 經減되는 것을 우리들은 오래동안 경험해 왔다. 제10도는 最初의 假點을 더욱 精密化하기 위해 附近을 눌른結果(5)가 正確하였다는 것을 나타내고 있다.

또 돈보구나 모히注射등의 다음에는 壓痛도 매우 減少하며 또 肥滿者도 압통점을 찾기가 어렵기 때문에 그런 경우에는 좀 세게 누르지 않으면 안된다.

이러한 壓痛點에 대해 주목할 것은 압통점으로 일단 표를 했던 것이 刺針前 다시 調査하니까 그때는 이미 壓點이 完全消失하여 버린

第 10 圖 壓點을 찾는 순서

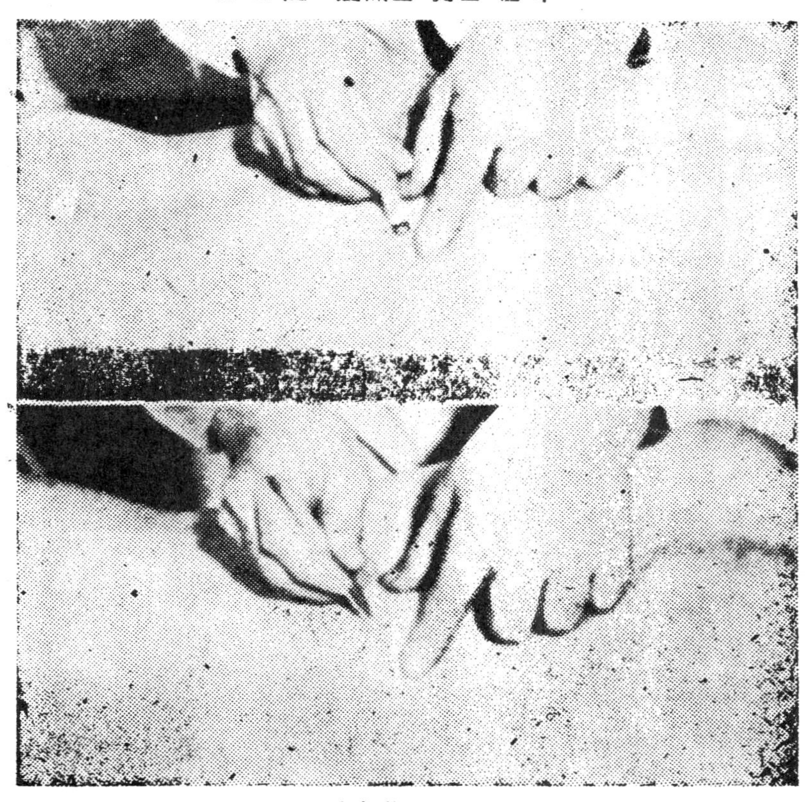

正確點은 (5)

2 ○

7 ○ 3 ○

○ 1 ←假點

○ 6 4 ○

● 5

경우가 있다. 이런 것들은 압점을 눌른 그 자체가 자격이 된것인지 아니면 눌렀다 때는 순간이 자격이된 것인지는 알수 없으나 어떤것인가 원인이 되어 소실된 것으로 생각된다.

이런 것은 高木教授가 말하는 「皮膚壓迫에 의한 壓覺의 變化」에 해당한다.

소위 「相殺作用」에 의한 것으로 생각했다. 穴測定때 손가락으로 세게 눌르든지 施灸때 附近을 손가락으로 눌르면 熱感이 緩和되는것 등도 以上의 理論에 의한 것이라 생각할수 있다.

針灸研究家 가운데에는 처음의 압점을 정말 壓痛點이라고 마음먹고 있는 경우가 비교적 많은것은 아닐까.

예를 든다면, 어떤곳을 눌러서 아프다고 할때 표도 하지않고 附近과 비교도 안하고, 정확한 곳이라고 정해 버리고, 또 遠隔部에 刺戟을 주어 다시 눌러서 아프지 않으면 그 刺戟에 의해서 効果를 얻은 것이라고 믿고 있는 사람도 있다.

정말 痛壓이 이와같이 해서 解消되는 것도 勿論있으나, 그러나 以上과 같이 정말 痛壓點이 아닌 痛壓點이 많다는 것을 알아야 한다. 이런것들을 著者는 假性壓痛點이라고 이름하기로 했다.

또 눌르는 방법이 急激하고, 또 強壓 때문에 炎症을 일으킬 수도 있기 때문에 壓點을 찾을 경우 처음엔 꼭 가볍게 조용히 하지 않으면 안된다.

그리고 徐徐히 힘을 加하여 가면서 살핀다. 한번 얻은 壓點에는 반드시 표를 하여 그 附近과 비교하여 정말 正確한 곳인가를 確認해야한다. 皮內針은 이와같이 해서 얻은 經穴의 中心點에 또한 얕게 찌르기 때문에 効果가 있게된다.

壓痛點은 조용히 누르든지 急激히 눌르든지 垂直이나 斜方으로 또는 누르면서 움직여도 각각 다른 刺激이 되는것도 상식적인것으로 누구나 알고있는 일이다. 그러나 이와같이 상식처럼 돼 있는 일이 實은 모르는 사람이 意外로 많은 것 같아 주의할 일이다.

또 最近 婦人科醫的研究에 따르면 子宮內壁에 아세찔크린注射를 함으로써 相當히 강한 腰痛및 腹痛이 일어나며, 더욱 그 中心部에 뚜렷한 壓痛點이 나타난다는 것이 報告되어 있다.

여기에서 相殺作用에 대해 잠깐 얘기 해야겠다. 著者가 發明한 皮內針은 獨特한 창작에 의한 것으로 經穴의 中心에 맞으면 1mm만 刺入했을 뿐으로 해서 効果가 나타나는 것으로서, 經穴을 벗어나면 몇本을 찔러도 効果는 볼수 없다. 또 一本이나 二本쯤으로 간신히 効果가 얻어졌을때 그 結果도 보지않고 數多히 使用한 때문에 오히려 効果가 엷어질수가 있다. 즉 뒤의 刺激이 먼저의 刺激을 相殺한다. 이런 것을 相殺作用이라고 한다.

여기서 피내침의 밑발음(下貼)과 위발음(上貼) 및 龍頭의 역할에 대해서 잠시 내 私見을 말해본다. 뒤에 얘기할 壓反射와 皮內針에서 나오게 되겠지만, 皮膚面에 반창고를 그냥 받은것 만으로도 약간이나마 刺戟이 되어 영향이 있음은 말할나위도 없을 것이다.

이 반창고를 小型으로 잘라서 피내침의 밑발음(下貼)으로 하여 피부밖으로 나와있는 針을 손가락으로 눌르면 皮內에 있는 針은 반창고 두께(厚)만큼 들리게 된다. 거기에 다시 위발음(上貼) 반창고를 붙이면 들리었던 피부는 針과 반창고의 사이에 끼어서 相當한 壓迫을 받아 손톱으로 꼬집은것 만큼의 刺激이 된다. 이것만으로는 弱刺激으로 出發한 皮內針의 効果도 半減되기 때문에 그 지나친것 만큼을 抑制하는 것이 附近에 있는 龍頭인 것이다. 이 龍頭로 針의 近方을 壓迫하기 때문에 너무 强한 針의 刺激을 龍頭에 의한 가벼운 刺激으로 抑制한다. 즉 刺激으로써 刺激을 抑制한다. 이러한 작용을 相殺作用이라고 한다. 그러니까 龍頭가 너무 크다든지 下貼(밑발음)을 안했다든지하면 龍頭의 刺激쪽이 세어져서 皮內針의 効果보다 上廻하기 때문에 이것역시 皮內針의 효과가 감소될 우려가 있다. 그렇기 때문에 龍頭가 없는 것은 下貼(밑발름)은 오히려 방해가 될지는 모르나, 龍頭가 있는 皮內針에는 반드시 밑발름이 필요하다.

相殺作用이란 매우 有効한 경우와 필요이상으로 했기 때문에 간신히 얻어진 효과를 소실시킨다는 나쁜점도 있다.

그런데 재미있는 일은 이것을 되풀이하고 있는 동안에 不知不識間에 반대자격(逆刺激)이 가해져서 효과를 볼때도 있다. 즉 어느새 인지 모르게 치료되었다고 하는 일이 있는 것이다.

그럼 이쯤에서 어떤 患者로 부터 들은 실제의 얘기를 해 보자. 日本에서도 손꼽히는 經絡治療家인 X선생의 치료를 장기간 받았다는 患者Z씨가 Y라고 하는 의학박사의 치료를 받으려고 來院했다. 마침 내가 함께 있을때 였다.

환자 Z씨의 호소에 의하면, 「어깨가 저려서 이럭저럭 半年가까이 여러곳의 병원이나 針灸의 치료를 받아 봤지만 조금도 좋아지질 않는다」는 것이었다. Y박사가 보니까, (나도 같이 있었으나) 좌우의 어깨 바깥쪽에 皮內針을 하고 있었다.

Y박사는 壓點을 왼쪽 膏肓 부근에서 발견하고 여기에다 皮內針을 단 1本 刺入 固定시키니까 거의 순간적으로 愁訴가 소실되어 버렸다.

Z씨가 말하기를 「X선생의 치료를 2개월 동안 54회 받았으나 좋아지지 않았었다. 단 1點으로 이와같이 기분이 좋아지다니 꼭 거짓말 같다」. Y박사 「X선생의 치료방법은 어떻던가요」. Z씨「처음 점잖게 맥을 보고나서 침을놓고 또 맥을 보고 침을 놓아요. 또 맥을 보고나서는 침을 놓는 그런 방법으로 5~60개소에 침을 놓고 마지막에 皮內針을 해 주더군요」. Y박사 「한번에 50개소 이상 침을 하고도 조금도 좋아지지 않는다는 것은 이상한데요」 Z씨 「아니 전혀 듣지 않는다는 것이 아니라 10개소쯤 찔렀을때 퍽 좋아졌다고 생각되는데 또 맥을 잘 보고 침을 공손히 놓아주면 또 전과 같이 되어 버리지요.

이런일을 몇번 되풀이하고 치료가 끝났을때는 조금도 좋아지지 않게 되지요」.

이런일은 모두 相殺作用에 의한 것임을 알아야 한다. 치료자가 자기의 기술을 믿는것은 절대 필요한 일이지만, 이와 함께 患者의 마음을 꿰 뚫어보는것도 필요하다는 것을 잊어서는 안된다.

이러한 失敗는 나도 한일이 있다. 수년전 重症의 喘息患者를 왕진 갔을때의 일이다.

발작이 심하고 저녁때와 한밤중 두번씩 注射를 맞고 있었다. 내가 왕진갔을때 호흡이 곤란하여 쌕쌕 심한 喘鳴으로 어깨를 크게 들먹이고 있었다.

知熱感度의 測定에 의하면 胆經의 左側에 극단적인 低下가 있고, 左胆俞에도 壓點이 있어, 右悸肋에는 가볍게 눌러도 극심한 壓痛이 있었다. 이런 경우에는 어디서부터 치료를 시작할것인가 당황하게 되는 법이다. 즉 胆은 右에 있고 더우기 극심한 壓痛이 右悸肋部에 있었기 때문이다. 그러나 胆俞의 右에는 壓點은 全然없고 左側의 俞穴에 多少의 壓痛이 있는 정도였기 때문이다.

이럴때 만약 測定方法이 없었다면 아마도 右悸肋의 壓痛點을 먼저 했을지 모른다. 그러나 나는 測定値를 우선 생각했기 때문에 左胆俞에 皮內針을 할것을 결심하고 행하였다. 左胆俞의 焦點에 皮內針을 刺入하니까 그순간 전연 순간적으로 喘鳴이 멎고 患者는 깜짝 놀랄만큼 편안해졌다.

단 1本의 1개소의 皮內針으로 간단하게 큰 好轉을 본 것이니까 치료는 그것으로 마치고 다시 안했어야 했을 것인데 나에게도 역시 당황한 마음이 있었다. 그것은 胆은 右이고 右悸肋部에 심한 壓痛이 있었기 때문이다. 이어서 仰臥位로 하고 右悸肋의 壓痛의 焦點에 해당하는 日月穴에 皮內針을 했다.

그것이 옳지 않았던 모양이었다. 喘鳴이 다시 일어나고 呼吸困難이 왔다.

놀라서 拔針했으나 喘鳴이 안멎는다. 그래서 左胆俞의 皮內針을 빼어서 調査해 보니까 最初의 壓點은 없어지고 그곳으로부터 5mm즘의 곳에 壓點이 있고 그곳에 皮內針을 하니까 喘鳴은 뚝 멎었다.

대체로 相殺作用은 부근에 많이 作用하지만, 遠隔部에서는 적을게인데 背部와 腹部에서도 이와같이 크게 작용한다는 것을 새로이 알게 되었다. 주의할 일이라고 하겠다. 그러나 이 患部의 경우, 그 症狀이 他覺的으로 알수있는 정도였기에 바로 알수 있었으나, 自他覺的 이었다면 아마도 모르고 넘어가지는 않았을까.

그래서 나는 1개소나 2개소, 혹은 수개소에 針을 하고나면 患者에게 물어보기로 하고있다. 그래서 患者가 됐다고 하면 뒤치료는 않하기로 하고있다.

14. 壓反射와의 關係

壓反射와 皮內針과는 매우 관계가 있는 것으로서 여기에 그 槪略을 말해 보기로 한다.

壓反射란 名古屋大學 醫學部 第一生理의 高木健太郎敎授가 발견한 것이다.

처음 교수 자신이 病臥中, 側臥位로 있으면 下側보다 上側에 發汗이 많다.

이것은 下側이 壓迫받음으로서 反對側의 反射에 의한 發汗現象일 거라는 것을 發見하여 처음에는 「壓發汗反射」라고 했었다. 그후의 연구에 의해 우리 人間은 항상 신체의 一部를 무엇들엔가에 의해 壓迫을 받을면서 生存하고 있고, 그 壓迫部位에 따라 여러가지의 영향을 받는다. 壓迫에 의한 半側發汗따위가 그것이다.

또 直接壓迫을 받은 느낌은 없다하더라도 예를들어 手術에 의한 皮膚의 縫合 火傷이나 다친 傷痕, 腫物등의 뒤 아문자리 瘤, 헌자리 灸痕, 또한 작은 여드름, 丘診, 刺針痕과 같은 微細한 것에 까지도 關係部位에 무언가의 영향을 주고 있을 것이라는 것이다.

著者는 헌자리에 針刺하여 劇的인 效果가 있었음을 앞서 報告한바 있다.

또 手術痕이나 "게로이드"에 皮內針을 하여 意外의 效果를 올렸다. 또 독일의 후네케博士도 이런 部位나 拔齒痕에 注射하여 效果를 본 일이 있다는 新聞報道가 있었다.

몇해전 妻가 左手背의 第4~5掌骨間에 腫瘍이 생겨서 手術을 받았으나, 2개월후에 左腕全體가 저려지게 되었고, 특히 腕關節로 부터 끝이 심하여 쥐는데도 困難하여져서 여러가지 치료를 했으나 一進一退 좀처럼 잘 안나았다.

이때 갑자기 생각난것이 후네케博士의 方法이었다. 手術痕의 아문자리의 中心部에 皮內針을 行하니까. 정말 놀랍도록 效果가 나타났다. 勿論 再發도 없었다.

또 친구인 醫博으로 부터의 報告에 의하면 腰椎헤르니아로 2回 手

術을해도 낫지 않은 腰痛患者를 診察했을때 手術의 中心部에 壓痛點이 있어 刺針은 刺入에 좀 困難하였으나 皮內針 一本으로 순간에 진통이 되어, 그후 再發하지 않는다고 한다.

특히 흥미 있던 일은 먼저 말한 腕關節背面中央의 一點에 단 一本의 皮內針에 의해 手背나 指全部에 그것도 短間에 영향이 나타난 일이다.

또 注目할만한 일은 皮內針의 要領으로 壓痛點의 皮內에 노보카인을 0.2cc쯤 注射함으로 해서. 皮內針과 꼭 같은 効果가 나타나는 일이다. 노보카인은 局所마취이기 때문에 小範圍이긴 하지만 痲痺된다. 皮內針은 輕刺戟으로 局所는 오히려 興奮된다. 즉 目的은 全然相反되는 方法인데도 結果는 全然 같은 것이라 하는데 問題가 있다. 그러나 노보카인의 効力은 30分 乃至 1時間으로 消失되는데 反해 皮內針은 5〜10日 혹은 그 以上 持續해서 効果가 있다.

그런 故로 分娩時의 産痛, 月經痛과 같이 長時間에 걸쳐 發痛이 間歇的으로 일어나는것 같은 原因이 있는것에 對해 皮內針은 가장 有効하나 노보카인과 같은것은 一時的인 것이라 할수 있다. 따라서 皮內針은 모든 疾病, 예를들어 疼痛에도 鈍痲的疾患에도 有効한 것이다.

소위 經絡治療法의 說에 있듯이 「虛에는 補를 實에는 瀉를」이란 說로서 생각하면 매우 矛盾인듯 생각 되지만 虛實을 超越해서 모든 것에 皮內針이 좋다고 한다면 皮內針은 그야말로 理想的 治療法이라 할수 있을 것이다.

15. 壓反射의 針灸的實驗

이것은 針灸와 壓反射와를 無理하게 結付시킬려고 한것이 아니고 高木敎授의 說을 솔직하게 받아들여 어떻게 關係하는가를 實驗해 본 것이다.

實驗方法들이 正確한가 어떤가는 別問題로 하고 그 結果는 다음과 같다.

壓反射와 皮內針

1. 緒　　言

내가 皮內에 가느다란 針을 넣음으로 해서 劇的인 鎭痛作用이 있음을 發見하고 벌써 8年을 經過했다. 그間 多數의 支持를 얻어 많이 進步했으나, 皮內針의 有效置針時間에 對해서는 全然 알길이 없어 괴로워하며 質問에 對答도 할수 없이 오늘에 이르렀으나, 最近名古屋大學의 高木教授가 提唱한 壓反射의 概略을 알게 됨으로써 간신히 大體的인 輪郭을 얻게 되었기에 그 一部를 報告하기로 한다.

2. 壓反射와 耿窩温

高木教授의 說에 따르면 體温을 腋窩에서 잴때 横臥中 혹은 그 直後에는 거의 반드시 左右差가 있다. 즉 下側은 낮고 上側은 높다는 것이다. 내가 腋窩温에 의심을 갖기 시작한 것은 지난 1928년이였고, 腋窩温에 左右差가 있다는 것을 發見한 것은 지난 52년이였다. 이러한 經驗에서 高木教授의 說을 容易하게 받아 드리게 된것이다.

3. 左右差의 實驗

나는 高木教授 指導 下에서 다음과 같은 實驗을 했다 實驗에는 同一規格의 體温計 2個를 써서 權温時間은 各 5分間으로 했다.

1～2圖 共히 同一人에 있어서의 成績이다. 1圖는 1960년 4월 2일, 2圖는 4월 3일에 다같이 午前 5時경 試驗한 것이다. (被權者는 57歲의 우로 以下 全部 同一人).

1圖는 長時間(20分쯤?) 左下側臥로 잠자고 있던 것을 깨워서 仰臥位로 左右의 腋窩을 同

第 1 図

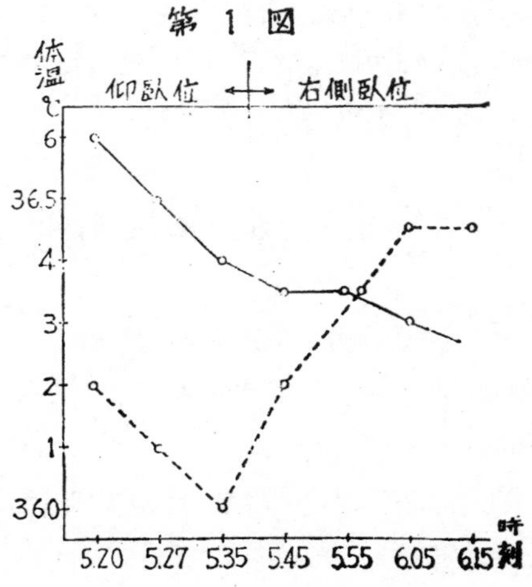

第 2 図

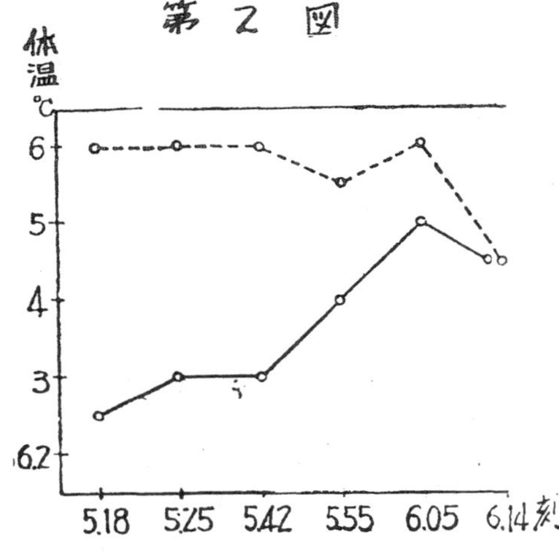

時에 權溫한 것이다. 約 15分間 0.4°C의 差가 있었다. 이어서 右下側臥位로 몸을 바꾸게 하여 5分마다 쟀더니, 左右差는 매우 縮少되여 곧 一致하여 다음엔 逆轉했다.

2圖는 잠이 깨기전 右下側臥位로 잠자고 있을 때 仲臥位로 하여 權溫하고, 左右同溫이 되는 時間을 調査한 것이다.

그結果는 約 56分으로 左右差는 없어졌다. 그러나 氣溫, 濕氣 등의 關係로 20分 以內에도 平均化될 때도 있다.

以上의 成績은 高木教室에서 이미 觀察된 것이다.

4. 皮內針에 의한 영향

第 3 図

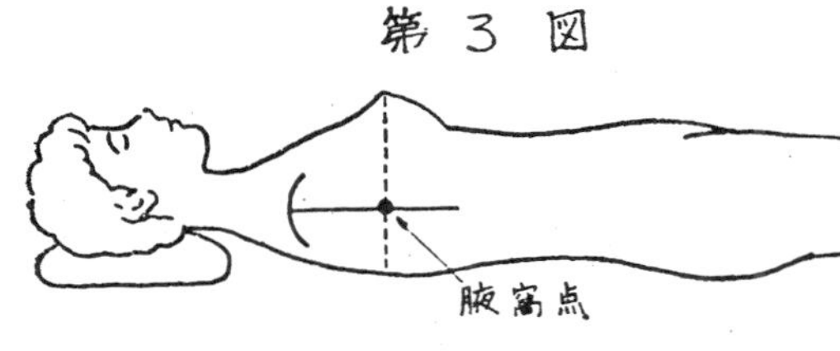

高木 教授의 最近의 研究에 따르면 壓發汗反射의 受容器는 皮內에 있고, 皮下에도 筋肉에도 없다고 한다.

高木 教授는 注射針을 써서 實驗했으나 나는 극히 가느다란 皮內針(徑 0.16mm)와 10號針(徑 0.33mm 쯤)이라는 굵은 針을 써서, 體溫에 對한 영향을 調査하기로 했다.

우선 腋窩의 下方에 線을 그어 乳首에서 脇에 水平線을 그은 交叉點에 표를 한다. 이 點은 腋窩에서 約 8cm쯤의 곳에 있다. 또 上下에 2.5cm 떨어져서 각각 표를 하고, 이 3개소를 刺針點으로 定하고 행했다. 以下 이 點을 腋窩點이라 부르기로 한다. (第3圖)

처음, 右側腋窩點에 普通方法으로 皮內針을 3本 다 함께 針 끝을

2mm쯤, 皮膚面에 對하야 水平으로 皮內에 얕게 刺入하고 絆創膏로 固定하고, 그晝夜에 數回 權溫했으나, 1이나 2圖에서 볼 수 있었던 左右差는 全然 일어나지 않었다.

皮下結合織中에 刺入한 경우와 銀의 珠(皮內針의 머리로서 이것을 龍頭라고 한다. ——直徑 0.8mm쯤의 卵形——)를 絆創膏로 固定한 경우와 絆創膏만을 바른 경우와를 實驗했으나, 어느 것이나, 0.1°C 쯤의 영향밖엔 볼 수 없었다.

다시 皮內針에 의한 영향을 보기 위해 左腋窩點에 皮內針을 3本 행하고 8晝夜間, 數十回 權溫한 결과 第1日)6月 8日) 刺針直前 15分間 右下側臥位로 몸자세를 잡게 하고 5分間 權溫했더니, $\frac{左36.8}{右36.3}$ C로 壓反射에 의한 左右差는 正常이였다. 直後, 左腋窩點에 皮內針하고 右下側臥位로 재었더니 $\frac{左36.7}{右36.65}$°C 그대로 11分後에도 $\frac{左36.8}{右36.8}$°C로 左右差는 일어나지 않았다.

이러한 狀態가 2晝夜以上 계속됐다.

3晝夜～5晝夜 사이에는 0.1°C～0.15°C의 差가 나타났고, 그 다음에는 0.2°C, 7晝夜째부터 0.3°C～0.35°C의 差가 나타나, 皮內針에 의한 영향은 全然 없어졌다.

就寢前, 右腋窩點에 皮內針을 皮下組織中에 刺入 固定하고, 6時間後 깨워서 20分間 左下側臥位로 있다가 5分間 檢溫한 結果 A $\frac{左35.9}{右36.3}$°C였다. 즉, 側臥位에 의한 變化는 皮內針에서는 相殺되지만, 皮下針에서는 壓反射를 相殺할 수 없다.

太針의 皮內刺針直前, 左下側臥에서 B $\frac{左35.95}{右36.35}$°C 右側腋窩點 10號針(太針)을 皮內針의 要領으로 刺入, 絆創膏로 固定하고 左下側臥位로 자세를 잡고 15分後 檢溫했더니, C $\frac{左36.2}{右36.4}$°C로 그 差는 縮少되여 또 다시 仰臥位로 D $\frac{左36.4}{右36.5}$°C로 左右差는 全然 解消되였다. (第4圖)

針을 넣어둔체, 일을 계속해 12時間後 椅子에 걸터 앉게 하고 檢溫하니까, E $\frac{左36.3}{右35.8}$°C였다.

全然 壓迫되지 않았음에도 右側이 매우 低下된 것은 高木教授의 實驗과 같이 皮內의 注射針을 움직인 것과 같은作用를 한 것으로 생

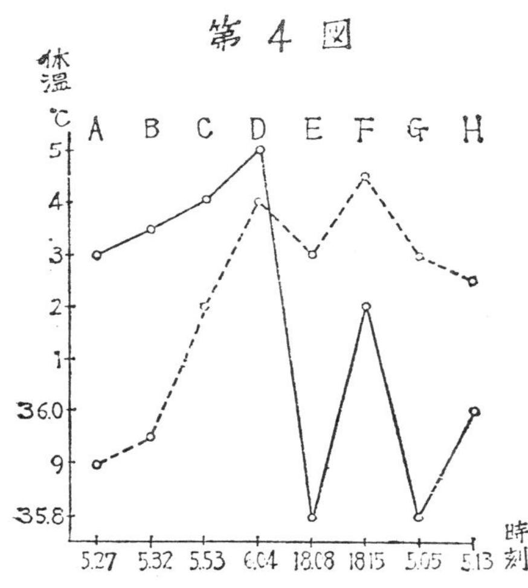

각된다. (註10號 針은 $\frac{1}{4}$ 注射針 보다 조금 가늘게 보일 정도의 굵기이다.)

일을 멈추고 그대로 조용히 하고있을 때 재니까 F $\frac{\text{左}6.45}{\text{右}36.2}$ ℃로 다시 左右差는 減少됐다.

그로부터 10 餘時間 後에 步行後 仰臥位로 檢温하니까 G $\frac{\text{左}36.3}{\text{右}35.8}$℃로 다시 심한 差가 나타났다.

이어서 가만히 있다가 재니까 H $\frac{\text{左}36.25}{\text{右}35.0}$℃라고 하는 것이 됐다. 數時間後 刺針部에 가벼운 疼痛을 느껴 만지니까 다시 아품으로 針을 뺐다.

皮內에 刺入하면 針이라도 温度의 上昇을 積抑할수는 있으나, 積極的으로 나출 수는 없는 것 같다. 그런데 太針으로는 積極的으로 温度를 나출 수 있을 뿐 아니라, 조용히 있을 때 보다 몸을 움직이는 쪽이 그 作用이 큰 것 같다.

5. 龍頭(針의 頭)의 大小

刺針 때 針管을 皮膚에 세게 눌러대면 아픔이 적은 것이나, 針이 빠지지 않을 때 혹은 針자리가 아프다던지 할 경우. 그 周圍에 刺針하면 그것들은 곧 解消된다는 것은 여러분들이 다 함께 經驗하는 바이다.

또 施灸 때 그 附近을 壓迫하면, 뜨거움이 매우 적어진다는 것도 周知하는 바이다. 그럼 이러한 現象이 왜 이러나는가에 대해서는 그 大部分이 다만 經驗에 의했다는 以外엔 달리 說明할 길이 없었다.

나는 이 問題를 重大視하여, 講習生에 對해서 「相殺作用」이란 말로 說明해 두었다. 예를들면 「5」라는 刺激을 주었을 경우, 그 부근에 다시 「5」의 刺激을 줄 것 같으면 5+5=10이 될 것이니까, 刺戟

의 倍로 作用할 것이다라고 생각하는 것은 잘못이라고 가르쳤다.

즉 5+5=5가 됐다가` 혹은5+5=0라고 하는 것이 되기도 한다.

刺激과 刺激이 서로 함께 消失된다고 하는 뜻에서 「相殺作用」이라 呼稱하고 있었다. 이러한 問題는 高木敎室에서 系統的으로 報告되여 있다.

皮內針發明의 端緖가 된 上腕部의 冷凍植皮手術이 指 끝에 知覺異常을 이르킨 것도 皮膚壓迫과 같은 作用이였으리라 생각된다. 또 皮內針에 의해 아픈 것이 곧 멎는다 하더라도 附近에 다시 나타나, 이것을 없애면 다시 다른 곳에 나타나는 마치 아픔이 移動하는 것 같은 느낌도 黑岩(譯者註—名古屋醫學, 黑岩秀子의 壓覺에 對한 皮膚壓迫의 影響)의 發表에서 볼 수 있는 皮膚壓迫에 의한 것으로 생각된다.

이와 같은 事實에서 생각할 수 있는 것은 刺針部 附近을 壓迫하는 龍頭(皮內針의 頭)의 存在와 그의 크기, 距離 等에 새로운 問題가 이러나게 된다. 나는 이런 것들을 考慮하여 皮內針의 굵기, 길이 및 龍頭의 型, 크기 등을 定하는데 오랜 세월과 7回의 改良을 하지 않으면 않되였음은 旣報한 바와 같다.

6. 맺　　음

以上은 비교적 건강한 사람을 더구나 단 한 사람을 對象으로 해서 行한 것이기 때문에 이것들이 곧 正確한 것이라고 斷定한다는 것은 성급하다고 하겠다. 그것은 病者와 健康者와는 刺激에 對한 抵抗力에 큰 차이가 있기 때문이며, 病體에서도 病所는 더욱 抵抗力이 弱하기 때문이다.

또 이런 實驗이 4月 初에서 3개月間으로, 氣溫이 實驗에 適當하였기 때문인지도 모르며, 實際로는 一年을 通하여 여러 번 行했어야 함을 알고 있었지만, 일단 中間報告삼아 전해 드리는 바이다.

마지막으로 이 硏究에 있어 有益한 敎示와 校閱을 베푸신 高木健太郎先生에게 深甚한 謝意를 表하는 바이다.

後 記

腋窩로 檢溫할 때엔 다음의 주의가 必要하다.

1. 體溫計를 한 손으로 뿌리고 양쪽을 檢溫해 보면 뿌린 쪽이 2分쯤 낮아질 때가 있다. 그것은 뿌린 쪽의 腋窩과 팔 全體가 外氣를 쏘여 식었기 때문으로 생각된다. 또 冷水에 손 끝만 담구워도 같은 현상이 일어난다. 그러나 발 끝을 冷하게 했을 때는 다른 것 같다.

2. 조용히 자고 있으며 檢溫하면 口中보다 腋窩 쪽이 1～3分쯤 낮은 것이 常識으로 되여 있다. 그러나 腋窩이 10分 以上 外氣에 쏘이면 5分에서 1度쯤 낮을 때가 있으니까 잠옷이나 毛布 등으로 어깨를 잘 싸고 적어도 10分 以上 經過하고 나가서 아니면 옳바른 體溫을 잴 수 없다. 또 檢溫器가 腋窩에서 멀어짐에 따라 低下되는 것이다.

3. 壓反射는 下側을 低溫化함과 同時에 上側을 積極的으로 上昇시킨다. 上側의 腋窩溫이 口中보다 높은 때가 왕왕 있는 것으로 알 수 있다.

以上의 實驗에 의하면 皮內針의 効力期間은 相當長期에 걸치는 것 같으나, 最高効果는 二晝夜로서 그때부터 徐徐히 減退되는 것 같다. 그러나 數十日 經過하여도 全然 無効한 것은 없고 有害한 일은 勿論 없었다.

16, 壓反射와 測定價

다음의 實驗은 體位에 의한 經絡의 變動, 즉 仰臥位, 側臥位, 椅子에 비스듬히 옆을 보고 앉아서 腋窩附近을 壓迫했을 때, 正坐時 또 팔목시계나 팔지를 한 쪽팔에 끼였을 때, 한 쪽 腋窩點에 皮內針을 刺入했을 때 등에 있어서 經絡의 變動, 즉 知熱感度의 測定價에 어떻게 變化하는가를 試驗한 것이다.

椅子에 걸티 앉은 것은 正坐, 右壓, 左壓으로 壓이란 비스듬히 걸터 앉아 腋窩을 椅子의 上緣에 該當하는 것. 仰臥位, 側臥位란 寢台위에 있어서의 姿勢, 팔지나 팔목시계는 正坐 또는 仰臥位 때에 行

했다.

第12圖의 橫線은 椅子에 걸터 앉아 옆을 보고 앉은 것, 縱線은 側臥位로 壓迫을 받기 쉬운 곳, 腋窩點은 大略 乳首의 높이로서 腋窩의 아래 쪽이다.

第12圖 壓迫部位와 腋窩點

(Mustration12. The pressure spot and the axillaɪ point)

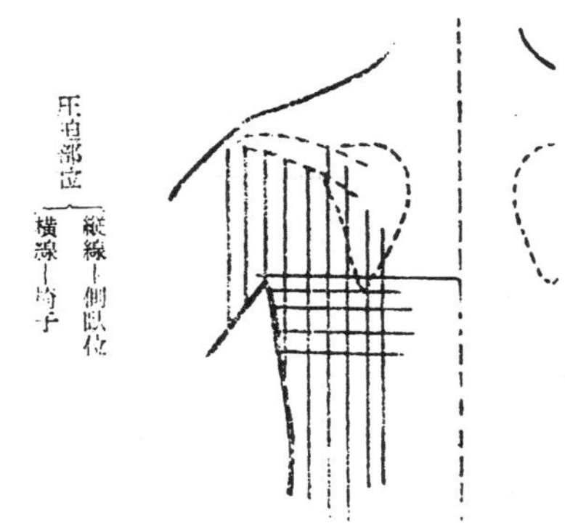

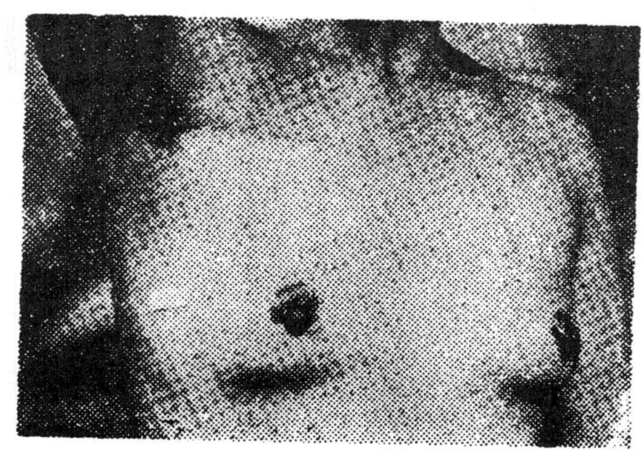

絆創膏의 腋窩點

第4〜6表는 어느 것이나 椅子에 걸터 앉아 행한 것. 第4表는 처음 正坐로 4回 反復測定하고, 어느 것이나 右側이 低下되어 있던 右腋窩을 壓迫하도록 右向으로 推定하니까. 前과는 全然 反對로 左側이 현저하게 低下했다.

第 4 表

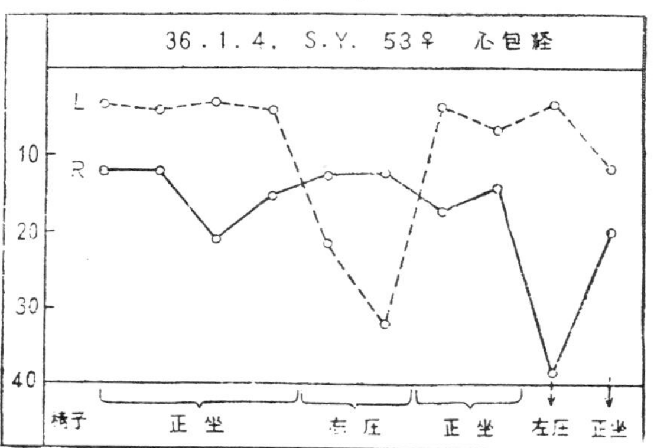

다시 正坐하니까, 처음으로 돌아갔다. 이어서 左側을 壓迫하니까, 患側?은 다시 심하게 低下됐다. 正坐하니까, 처음으로 돌아왔다.

第5表도 正坐로 2回 다 右側이 뚜렷하게 低下하고 있었다. 低下側의 右를 壓迫하니까, 左右差는 全然 解消되고 正坐하니까 전처럼 됐다.

第 5 表 第 6 表

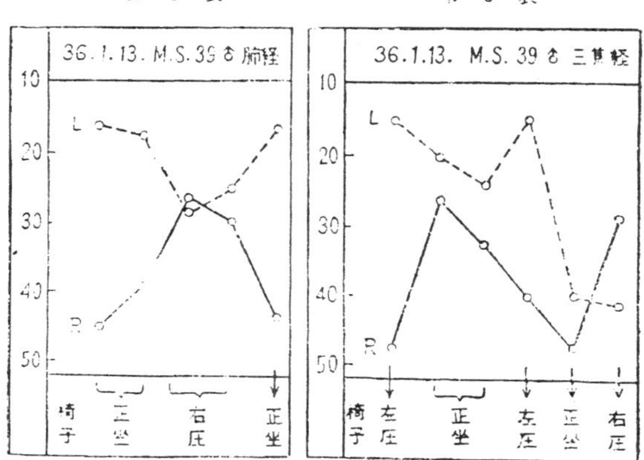

第6表는 처음부터 左壓으로하여 右側이 현저하게 低下돼 있었고, 正坐하니까 左右差는 거의 없어지고 다시 左壓으로 하니까 앞에서와 같이 右側이 低下되고 正坐하여 正常이 됐다.

第7表仰臥位인체 3回 及復測定하여 3回 다 左右 全然 없다.

左側 臥位로 하여 그냥 2回測定하여 右側이 현저히 低下돼 다시 仰人位가 되니까 처음과 같이 左右差는 없어졌다.

第8表, 이것도 仰臥位로 2回 測定하고 左右差 全然없다. 이어 左側臥位로 하니까 右側이 低下돼, 3回 共히 같았다. 마지막으로 右側

臥位로 하니까, 左側이 현저히 低下됐다.

第9表, 右五十肩痛으로 自發痛이었고, 椅子에 앉아 右向으로 걸터 앉으니까 鎭痛됐다. 그러나 正坐하니까 激痛이 됐다. 正坐한 체로 測定하니까 圖表와 같이 右側이 현저히 低下하고 있었다.

治療는 右肩胛關節前面의 壓點에 皮內針을 2本 激入하고 絆創膏로 固定, 다시 左肩胛關節의 前面, 즉 皮內針을 激入한 部位의 對照點에 太針으로 强激針하니까, 곧 鎭痛하여 右腕이 自由로 움직이게 되었다.

治療直後, 正坐한채 測定해 4回의 反復測定에도 測定價는 正常에 돌아 온대로였다.

第10圖, 椅子에 正坐한채 測定하니까,

第 7 表

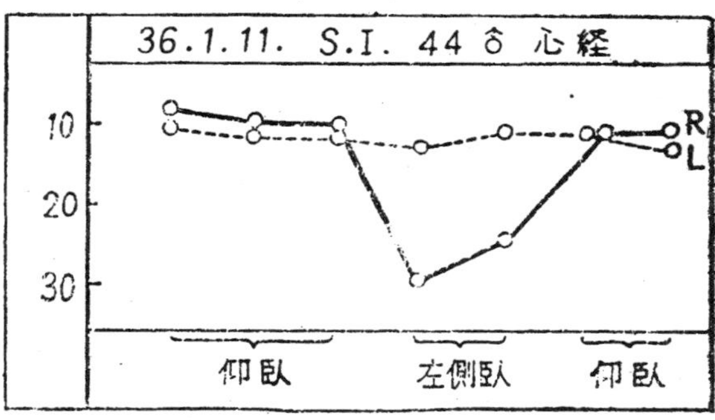

第 8 表

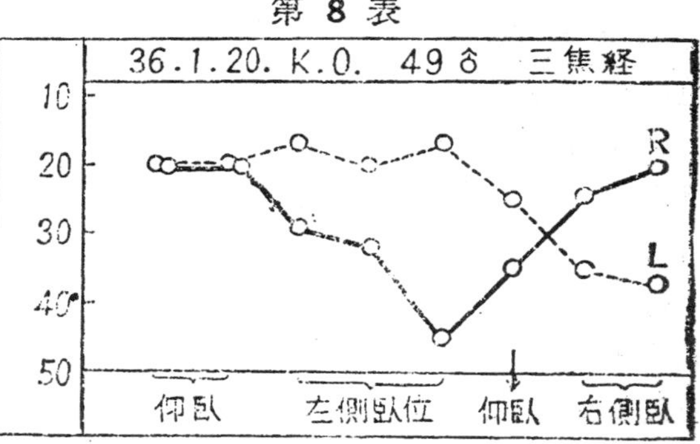

第 9 表

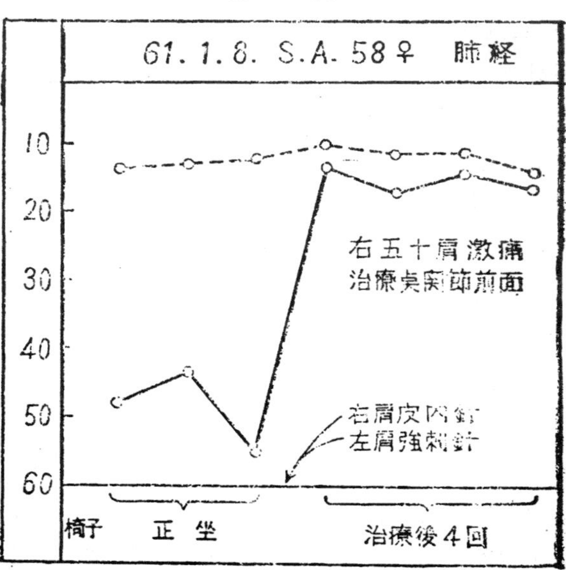

右側에 3.5倍의 低下가 있었다.

이어 右側에 팔목시계를 차고 그대로의 자세로 측정하니까, 左右差는 完全히 解消되다.

그러나 팔목시계에 의한 効果는 全혀 一時的 現象이며, 41分間에 消失, 즉 時計를 차기 以前의 모양으로 돌아갔다.

第 10 表

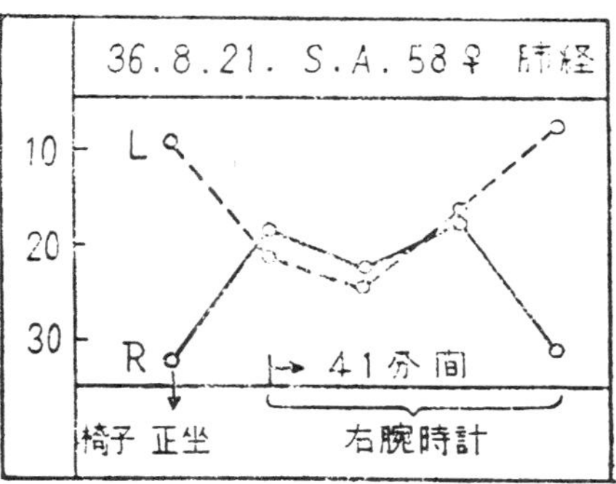

第11圖는, 肺經과 大腸經을 同時에 仰臥位로 하고 測定하면서 1時間 20分間 관찰했다. 肺經은 3回 共히 右側에 2.6倍의 低下가 있었고, 大腸經은 3回 測定하여 左右同價였다. 이에 對해 팔목시계를 오른팔에 찬(이것은 팔목시계에만 한 것이 아니라, 市販 磁氣반도나 팔찌에서도 마찬가지이다.) 시계도, 팔찌도 너무 느직하게 찼던지, 꽉 찼던지 해서는 實驗이 안 된다.

第 11 表

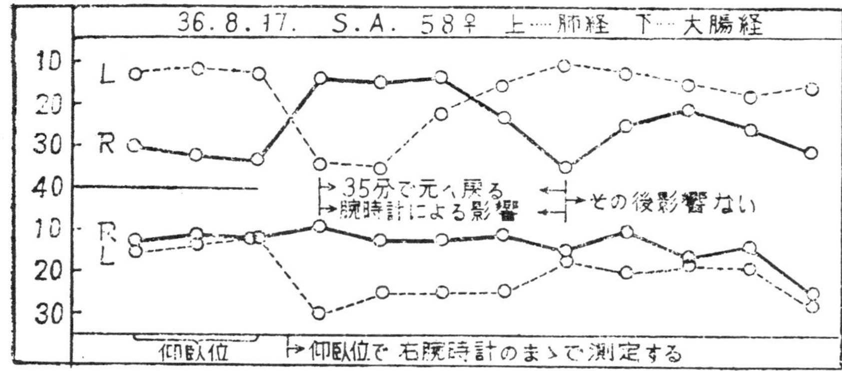

그냥 測定해 보니까, 兩經 共히 35分間에 원상대로 되고, 그 후는 다소 上下하면서 아무것도 안 찼을 때와 같이 됐다.

이것은 第10圖와 같이 팔목시계와 팔찌에 의한 變化도 馴應現象에 의해 患側에는 一時的으로는 多少 좋다고 하지만, 健側에는 何等의 영향이 없는 것 같았다. (第11表 參照)

第12表는 第12表와 同一人으로 3日 後에 實驗한 것이다. 처음에는

第11表와 같고 仰臥인채로 3回 測定하여 3回가 다 같았다. 右側의 腋窩點에 上中下로 3本 皮內針을 刺入하여 固定하고 3晝夜 14回 測定하여 봤다.

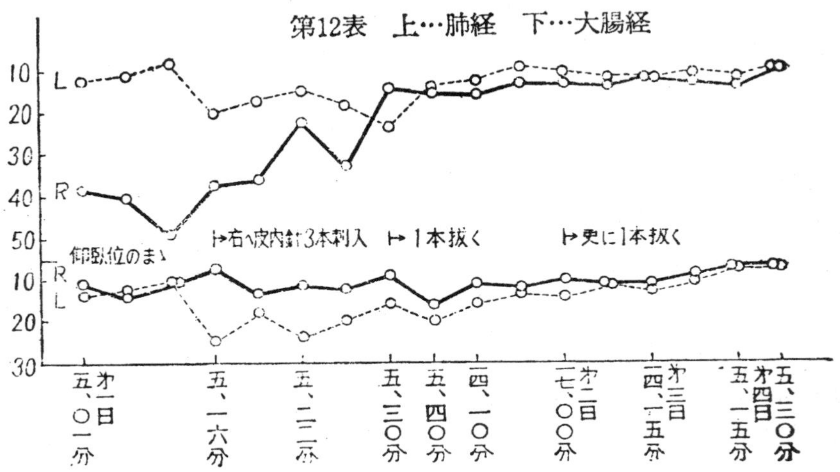

第12表 上…肺経 下…大腸経

患側?이라 생각되는 肺經의 右側은 徐徐히 上昇하여 불과 14分에 左右가 一致했다. 大腸經도 刺入과 同時에 變化가 나타났으나, 24分에 본래로 돌아왔다. 그 후로는 兩經이 다 正常인채 3晝夜를 經過했다.

팔찌(腕輪) 같은 것은 壓迫도 적고 患側에 多少의 變化는 일어나도 短時間에 돌아오나, 皮內針으로는 본래로 돌아오는 일은 거의없다.

더욱 이러한 實驗들은 발(足)의 經絡에서도 거의 같은 꼴이었다.

25페—지에서 皮內針은 患側이나 患部에는 効果的이지만 健側이나 健康體에는 거의 必要없는 것이라고 말했었는데 第12表는 그것을 증명해 주고 있다.

전에 著者가 知熱感度의 測定方法을 發見할 때쯤 背部의 兪穴과 손가락 끝의 井穴과의 사이에 어떤 關係가 있는가를 調査하기 위해 兪穴에 强刺針, 弱刺針, VB_1, 노보카인注射 등에 의해 關係井穴에 變化가 일어나는 것을 알게 됐다. 즉, 健康體로서 左右差가 없는 한쪽

兪穴에 VB_1이나 强刺針을 行하니까, 同側의 井穴에 温熱感覺의 低下現象이 일어나, 이것이 大概 30分쯤에서 본래대로 되돌아 왔다. 그러나 VB_1이나 强刺針 대신 弱刺針이나 노보카인을 해 봤더니, 이것은 조금도 變化가 일어나지 않았다.

또 弱刺針이나 노보카인은 患側, 患部에 有効的이며, 强刺針이나 VB_1은 病者의 健側만에 有効했다.

팔찌나 팔목시계 또 横臥 등에 의해 經絡에 變動이 일어났다는 것에 疑問을 갖는 분도 계실 줄 아나, 그에 대해 잠시 私見을 말해 본다.

元來 經絡의 變動이나 異常 또는 虛實 등이란 것은 病人 또는 病人에 가까운 사람에게나 일어나는 現象이지, 健庫體인 사람에게는 적은 것이다. 따라서 脈診家는 治療의 目標를 異常經絡의 正常化를 限度로 하고 있다. 知熱感度의 測定에 의한 것에는 左右差가 正常으로 되돌아 온 것을 限度로 하고 있다. 또 疼痛이 있는 것에 對해서는 鎮痛 또는 減痛된 것을 限度로 해왔다. 즉 脈狀은 한 때 고르게 되어도 左右差는 한 때 解消됐다 해도 一時的인 鎮痛은 됐다 해도, 그것이 全治된게 아니고 全治에의 過程에 지나지 않는다는 것은 說明할 必要가 없을 것이다.

그럼 五十肩痛이나 坐骨神經痛 患者 가운데, 健側을 下로 하고 자면 激痛이 되고 反對로 患側을 下로하면 一時 鎮痛하는 것이 꽤 있다는 것은 여러분도 알고 있을 것이다. 이와 같이 鎮痛했을 때는 반드시 左右差는 解消되는 것이고, 이런 일은 脈診에서도 같으리라 생각한다.

그러고 보면 疼痛의 有無에 關係없이 脈診이나 左右差에 變動이 일어나는 것은 當然하고도 當然하지 않으면 안된다는 얘기이다.

生體에는 모든 刺激에 對해 順應現象이 있으므로 皮內針이라 하더라도 그 効果가 徐徐히 엷어져 가는 것은 어쩔 수 없는 일이다.

17. 壓反射와 浮腫?

한밤중이나 아침에 잠이 깰 때, 左右 어떤 쪽인가의 손이나 발등에 가벼운 浮腫(부어서 뚱뚱해진 것)을 自覺하는 것은 老人이 經驗하는 現象이다. 그러나 이런 것은 老人特有의 것이 아니고, 人間 모두에게 일어나는 現象인 것 같다. 다만 健康體나 젊은 사람에게는 느끼지 못한다는 것 뿐이다. 이것은 잠을 잠으로 해서 일어나는 毛細血管의 擴張이라고 말하고 있다. 그러나 著者의 實驗에 따르면 睡眠이라고 하는 單純한 것이 아니고, 長時間에 걸친 運動停止가 主된 原因이 아닌가 생각한다. 즉 睡眠時는 外界에서의 刺戟, 예를 들면 光·音·冷氣 또는 精神的 其他의 영향을 받는 일이 없기 때문이라고 생각한다.

또, 다음 圖表와 같이 左右差가 생기는 것은 橫臥位에 의한 것이고, 仰臥位 때보다 橫臥位 때가 上側에 많이 나타나고 下側 쪽이 훨씬 적은 것으로 봐서 아마도 壓反射의 영향에 의한 것이라 생각한다.

지금 예를 들어 右側臥位로 1時間 以上 조금도 움직이지 않고 누워 있다면, 睡眠의 有無에 關係없이 左側의 各關節(肘·腕·膝·足)은 屈伸困難을 느낄 뿐만 아니라, 浮腫이나 輕度의 疼痛마저 느끼게 될 것이다. 이럴 때 만약 同側의 關節에 異常이 있다면 屈伸運動以前에 自發痛이 나타난다고 생각된다. 五十肩이나 坐骨神經痛 가운데도 患側을 위로 하고 누워 있으면 疼痛이 增加하고, 下側으로 하면 편해지는 것을 보면 아마 이러한 영향에 의한다고 생각된다.

故로 多少라도 異和가 있거나 하면 항시 몸부림을 쳐서 바란스를 취할려고 하고 있다. 또 이러한 浮腫이나 輕度의 不快感은 數分間의 輕運動에 의해 解消되는 것이다.

또 한밤중이나 早朝 激痛으로 일어나지 못하는, 말하자면 寢腰痛과 같은 것도 不過 30分쯤의 輕運動에 의해 거짓말처럼 잊게 되는 것도 아마 以上의 原因에 의한 것이라 생각한다.

直立不動의 姿勢로 長時間 서 있었기 때문에 卒倒했다는 예는 以前에는 퍽 많았다. 또 個個의 內臟은 勿論, 全身의 强運動(運動競技精神的加重, 肉體的重勞動, 暴飮暴食 等)이나 모든 運動停止 등은 모두 血流를 抑制하고 疲勞를 덮치는 것이라 생각된다.

이것들은 直立 때나 누워 있을 때나 거의 마찬가지이다. 老人들이

腫이 안 생기게 됐다.

그것이 1年 이상 계속되더니 이번에는 왼손에도 浮腫이 일어나게 된 것이다.

그럴 때 시계 줄이 점점 늘어나서 느적해져서 그런지 팔목시 계에 의한 効果는 不明이 되고, 浮腫은 左右交叉로 일어나게 됐다. 낮동안 느적하던 시계 줄도 밤중에는 꼭 끼이게 됐다.

當時에는 아직 壓反射에 對한 知識이 없었기 때문에 왜 한 쪽에만 일어나는지 不明인채 지냈으나, 그 후 名古屋大學의 高木教授를 만나 뵙고부터 本格的인 研究를 始作한 것이다. 壓反射와 腋窩温의 左右差, 그것이 皮內針에 의해 어느 期間에 抑制되는가를 알고, 이어서 壓反射에 의한 測定價의 變動 및 그것이 皮內針에 의해 抑制된는 것을 알았다.

또한 浮腫의 問題도 皮內針에 의해 浮腫이 어느 程度 抑制되는 것도 알게 된 것이다.

그 概略은 다음과 같다. 이것을 行하는데는 一定한 條件이 必要하다.

實驗은 잠자리 속에서 행한 것으로 睡眠前과 아침에 깨어서부터이다.

잠자리의 温度는 30°C쯤으로 外部에서 冷氣를 넣지 않도록 한다. 예를 들면 首筋이나 背筋, 발 쪽이 차운 느낌이 있다면 實驗이 안된다. 以上의 注意 下에서 仰臥位로 손목에 느적한 팔찌를 끼운다. 그리고 側臥位가 되어서 무릎을 굽혀 上側의 손을 上側 무릎에 얹고下側의 손은 편편하게 조용히 하고 있으면 下側의 팔찌는 느적한데 上側의 팔찌는 10秒쯤 되어 꽉 끼여 움직이지 않게 된다. 上側은 發汗이 빠를 정도이니까 當然 浮腫도 일어날 것이다.

다음으로 몸부림을 치니까, 갑자기 現象은 꺼꾸로 되는 것이다. 이 實驗을 매일 밤, 매일 아침 各 10回쯤 해 보고 그것이 반드시 그렇게 된다는 것을 확인했으므로 이에 대해 皮內針은 어떻게 영향하는가를 試驗해 봤다.

우선 한 쪽 腋窩點에 皮內針을 1本 刺入하고, 絆創膏로 固定한 후

노래 연습 중 양 손등에 현저한 浮腫이 일어난다는 것도 손의 運動이 長時間에 걸쳐 停止된 때문이라고 생각한다.

手足의 浮腫은 그 등(甲)에 많이 나타나지만, 우리들이 行하는 다음의 實驗을 할 수 없기 때문에, 가장 편리한 손목과 발목으로 調査했다.

實驗方法은 幅 1.5cm의 종이 테―프를 손목과 발목에 감고 반창고로 붙여, 굵기를 記錄하고, 就寢時刻과 覺醒時刻을 記錄하고, 또 늘어난 것을 記錄한 것. 主된 姿勢는 就眠中, 仰臥位이라든가 側臥位라든가를 표한 것, 밤중의 일이니까, 不明이 많을 것이니 不이라 표하고, 대체로 알 수 있었던 것은 右側臥, 左側臥 또는 仰臥라고 記錄한다. 또 밤중에 봤을 때 右側臥인데 아침엔 左側臥인 것도 右〜左라 표했다.

以上의 要領으로 自己의 左 또는 右 손목의 가장 가는(細) 곳에 試驗한 結果, 너무 큰 變化에 疑心이 생겨 衣類나 寢具의 마찰로 인한 것으로 생각하고 다시 실험할 때는 한번 감은 테―프 위에 그것의 倍쯤되는 幅의 테―프로 二重으로 감았다. 結果는 마찬가지였다.

著者 自身의 實驗에서도 疲勞했을 때 많고, 기분좋게 잤을 때는 浮腫이 적었던 것으로 생각하더라도 不健康者 쪽이 훨씬 현저하리라고 생각한다. 또 이러한 浮腫이 반대로 일어난 現象을 두 가지 본 일이 있는데 그것들은 둘다 죽기 直前이었다는 것을 생각할 때 重症 때문에 反射作用도 일어날 수 없었던게 아닌가 생각한다.

睡眠中, 健康者는 平均해서 잠자리, 편안하게 仰臥로 있으나, 손과 발만은 때때로 움직이고 있기 때문에 浮腫도 比較的 적으나, 夜行列車의 寢臺車에서는 손은 움직일 수 있으나, 다리의 伸縮은 普通仰臥位 때처럼 할 수 없기 때문인지, 浮腫이 심하고, 用便과 같을 대 신(靴)를 신을 수 없을만큼 되는 것도 있다.

著者가 여기 눈을 뜨게 된 것은 6〜7년 전 高血壓氣味가 좀 있을 때였는데, 처음엔 밤중에 잠을 깼더니, 오른 손등에 浮腫이 일어나고 처음에는 1개월에 1〜2回 정도였으나, 얼마 안가서 5〜6回 以上이 되었을 때, 아무 마음없이 오른 팔에 시계를 차고 잤더니, 그날부터 浮

以上의 實驗을 행했다. 그 結果 50數時間以上 그 効果가 보였다. 즉 從來에는 上側에 10秒쯤으로 浮腫이 나타났으나, 皮內針에 의해 30秒以上을 要하고 이것이 約 30數時間後에는 20秒쯤 50時間지나서 간신히 皮內針에 의한 영향이 엷어진 것이다.

이것에 의해 腋窩點에의 皮內針이 이러한 浮腫에는 어느 程度 抑度당한다는 것을 알게 됐다. 腋窩點의 皮內針은 모든 經絡에 큰 영향이 있어 軀幹, 上肢는 勿論, 下肢 全體에까지 영향하여, 그 때문에 무릎이나 下腿의 疼痛이 瞬間的으로 消失되는 경우가 비교적 많다.

故로 如何한 疾病에도 患側의 腋窩點에 皮內針을 1本 刺入할 것을 권하는 바이다.

되풀이 말하지만, 腋窩點의 皮內針은 반드시 한 쪽에만 행하여 兩側을 함께 안 하는게 좋을 것 같다. 또 左右가 不明한 경우는 일단 한 쪽에 刺入해 놓고, 다음에는 反射側과 交互로 행하면 좋다. 그러나 아무리 効果가 있다하더라도 지독한 慢性病에는 듣지 않는 경우가 있으니까 過大評價는 禁物이다. 또 腋窩點에 壓痛이 없는 것은 平均하여 낫기 어려운 것 같다.

18. 經絡經穴은 對照的

以上을 通觀함에 있어 대략 體表에 分布하는 것은 經絡 經穴은 말할 것도 없고 神經·血管·淋巴·汗腺 등의 거의 全部가 左右가 對照的으로 되어 있다.

廣島大學醫學部生理室의 西丸教授의 硏究에 따르면 生體의 一部에 毛細血管에 刺戟을 주면 反對側의 同位點의 毛細血管에 變化가 일어난다. 예컨대 右拇指 第一節의 毛細血管에 刺戟을 주고 그곳의 血管이 收縮하면 反對側 다시 말해 左拇指 第一節의 血管이 擴張한다. 또 反對로 收縮할 때도 있다. 반드시 同位置에 反射하며 他部位에는 反射하지 않는다. 이것을 「毛細脈管의 同位反射」라고 發表시켜 世界的으로 有名한 學說이 되어 있다.

名古屋大學醫學部 高木教授의 壓發汗反射說에 따르면 땀이란 것은

그냥 줄줄 無秩序하게 흘러 나오는게 아니고, 左右가 全然 똑 같은 리듬을 타고 나오는 것으로 한 쪽을 壓迫함으로 해서 發汗量에 左右差가 생기는 것이다. 땀의 量에 左右差가 있어도 그 리듬(Rhythm)에는 變化가 일어나지 않는다는 것이다.

또 모든 疾病에 의한 不快感, 浮腫, 疼痛 等도 반드시 左右에 큰 차이가 있는 것이라든지, 經穴에 있어서의 壓痛이나 硬結等도 左右가 全然 같은 程度라할 수는 없다. 또 健康體에서는 左右同價의 知熱感度測定價도 疾病이 되면 꼭 左右差 現象이 일어난다. 이러한 事實에서 생각하더라도 左右對照的으로 使用하는 經絡이 疾病의 상태에 따라 그 기능에 左右가 생기는 것은 당연하고 그것이 自然스럽지 않을까. 우리들은 經絡의 左右差를 脈診에 의해 알 수 있으며, 每回의 受講生에게도 公開하고 있다.

따라서 어떠한 治療의 方法도 病體에 있어서의 모든 언바란스(不均衡)를 무시해서는 결코 성공 못한다는 것을 納得하였으리라 생각한다.

또 經絡의 存在有無는 關係없어도 發汗의 左右差, 浮腫의 左右差, 測定價의 左右差, 毛細血管의 左右差, 神經機能의 左右差, 疼痛의 左右差, 특히 五十肩이나 坐骨神經痛의 左右差, 眼病의 左右差, 모든 健康體가 아닌 것으로서 左右差가 없는 것은 하나도 없다고 하는 이 事實을 어떻게 볼 것인가. 그러고 보면, 이것들에 대한 治療의 方法 즉 刺戟을 주는 법에도 當然 左右差가 없어서는 안 된다는 것을 알게 될 것이다.

19. 小　括

皮膚는 生體를 감싸고 있을 뿐 아니라 內臟의 狀態를 反映하는 거울(鏡)과 같은 것인 同時, 皮膚에다 준 모든 刺激은 모두 內臟에 어떤 形態로든가 전한다고 하는 重大한 役割을 갖고 있다.

따라서 皮膚에 주는 刺戟이라 하는 것은 그것이 아무리 微細하다 하더라도 充分한 考慮가 必要하다. 우리들이 針灸를 배울 때쯤에는 예를 들면 灸란 皮膚上에서 艾草를 태워 그 熱度가 皮下 몇 cm까지 達하여 云云하는 것 뿐이었고, 皮膚 그 자체의 火傷痕이 어떻게 영향하는가에 대해서는 뭣하나 說明이 없었다.

針으로 말하더라도 몇 寸 몇 分 찔러서 刺激을 준다는 것만으로 皮膚는 表面에 있으니까 할 수 없이 찌르는 것이다라는 것이였다.

現代 醫學도 針灸學도 가장 가까이 있는 皮膚에 對한 研究가 매우 늦어 있었다. 이 문제에 대해 著者는 언제나 疑問을 갖고 있었다.

病態에 있어서의 溫熱感覺의 左右差現象을 發見하는 것에 의해 以上의 問題解決에 크나큰 示唆를 주게 되였다.

以上을 織合해 보면, 生體는 작으마한 刺激이나 體位의 變化에 의해 같은 神經의 作用法에 左右差라는 現象을 일으킨다. 病的刺激에 의해 이러한 差는 더욱 뚜렷해진다.

또 强刺激이나 不當한 壓迫은 平衡을 깨며, 스트래스가 되며, 나아가서 疾病이 된다.

病態에 있어서의 左右差現象은 治癒되어 감에 따라 徐徐히 解消되나, 病中에도 適當한 刺激을 준다든가. 身體의 一部에 適當한 壓迫을 行함에 의해 左右差現象도 一時的으로는 解消되는 것이다.

高木教授는 身體의 一部를 壓迫함으로 인해, 反對側에 發汗現象이 일어난다든지, 腋窩溫에도 左右差가 일어난다. 이것은 側臥位가 되는 것에 의해 上側에 發汗量이 많은 것에서 시작한 것으로 따라서 돌아 누우면 이러한 發汗量은 全然 逆이 되고 仰臥位가 되면 發汗量도 左右同價가 된다는 것이다.

이와 같은 半側發汗은 皮膚를 壓迫함으로 인해서 일어나는 것이지만 어느 特定한 장소가 많이 영향한다고 한다.

疾病이 經穴에 關係하는 경우, 經穴을 건드리지 않고 治療하여 나아도 再發하지만, 經穴에 刺針해서 나은 것은 再發않는다고 한다. 獨逸의 후네케博士는 皮膚面에 있는 傷痕에 注射해서 나은 것은 再發않는다고 報告하고 있다.

한스·쎄리에博士는 모든 病은 스트렛사—, 즉 强刺激에 의해 일어난다고 만하고 있다.

過食은 胃에 對해 强刺激이 되고, 마라톤은 肺·心臟·筋肉 等에 强刺激이 된다. 이와 같이 限度를 넘은 刺激은 生體에 惡影響을 주어 疾病의 原因이 된다.

世界的 運動選手가 비교적 短命이었던 것은 이러한 原因에 의함은 아닐까.

그런데, 適度의 食事, 適度의 作業이나 運動, 適度의 休養 等은 身心爽快가 되고 疾病의 威脅에서 멀어질 수가 있다. 바꾸어 말하자면 强刺激은 疾病을 招來하고 弱刺激은 治癒에 對等한다고 할 것이다.

그럼 生體에 對한 가장 强刺激이 되는 것은 뭐니뭐니해도 疾病일 것이다.

生體는 恒常 平衡을 維持할려고 한다. 따라서 病體는 언제나 다른 刺激 즉, 輕刺激을 要求하고 있다. 이런 意味에서 上手 下手할 것 없이 輕刺激이 되는 皮內針이야 말로 가장 合理的 治療方法이라고 하겠다.

第2章 各 論

疾病別 治療法

1. 緒 言

여하한 疾病이든 疼痛이나 기타 여러가지 自覺은 꼭 따라 다니는 것이다. 治療는 그것들의 自覺들을 除去시키는게 先決問題일 것으로 생각한다.

切傷, 火傷, 骨折, 捻坐, 打撲등과 같은 外傷은 勿論이고, 內臟諸疾患等에 의한 不快感이나 自覺痛을 除去함에 의해 모든 疾病은 뚜렷하게 輕快히 되는것이다.

예를들면 어떠한 外傷이든 상처 그 자체는 있어도 疼痛이 가시고부터 徐徐히 回復하는것쯤은 常識으로 알고 있다.

단약 아픔이 減少 되지않고 또는 外加하는 경우에는 잘 낫지 않을뿐 아니라 惡化를 意味하는 것이다. 그것들은 疼痛뿐이 아니라, 內臟기타의 疾患에 있어서의 苦痛도 마찬가지 이다.

또 高血壓이나 糖尿病과 같이 그다지 自覺이 없는 것이라도 뻐근하게 저리다던지 壓痛이라던지는 대개 있는 것이다.

皮內針은 自覺痛은 勿論이고 壓痛이나 저린것등을 除去하는데는 이상하리만치 잘 듣는 것이다. 그럼 지금부터 順序를 따라 病狀別로 治療方法 部位 및 皮內針의 方向等에 대해 圖解하기로 한다.

그럼 여기서 한마디 해둘 말은 모든 아픔이나 不快感은 疾病이나 상처등에 의해 發生한 것이니까, 原因인 疾病 그자체를 治療하면 理論的으로는 解決되는 이치이다. 그런데 實際問題로 病原이 治療에 全力을 다 해도 쉽게 낫지않는것이 現狀이고, 더구나 그 경우 壓痛이나 自覺을 떼는데 따라 현저히 効果를 얻을 수 있음은 呂知된 바이다.

예를 들자면 眼科醫에 다니고 있는 患者의 거의 大部分은 어깨가 저린 것을 호소하고 있다. 그런데 어깨가 저리냐고 患者에게 묻는 眼科醫는 드문것 같다.

이런 경우 어깨가 저린것을 고치면 眼病은 急速히 治癒되리라는 것은 우리네 針灸師의 자주 대하게되는 事實이다.

특히 眼球表面에 粟粒과 같은 까끌 까끌한것이 생기는 소위 "쌈" 이라고 하는것 같이 약간에 낫기 어려운것 이라도 肩에 施灸한 것만으로 하루밤 사이에 나은 예도 수다히 있다.

프랑스의 레-리博士는 頸部와 內藏諸疾患과는 깊은 關係가 있다고 말하고 있다.

다음의 圖解에 의한 治療를 行하는데는 前章에서 말한것과 같이 壓痛을 찾을려고 할때는 愼重을 期하고 처음부터 强하게 누르지 않도록 모두를 조용히 徐徐히 하지 않으면 안된다. 從來의 針灸書에는 무슨 病에는 어느 經穴에 灸를 몇壯, 針을 몇分 찌른다던가 經絡治療書에는 脈診에 의해 무슨 經이 虛하고 무슨 經이 實하고 하니까 무슨 穴을 補한다던가 瀉한다던가하는 극히 어려운것이 쓰여있다.

그런데 本書에는 그런 것은 별로 쓰지않고, 누구나가 알 수 있게. 圖解에 의해 이쯤이 근처라고 그 부근을 누르던지 만지던지해서 찾으면 어떤 서툰 사람이라도 發見할 수 있게 써 놓았다.

다음 圖解에 있는 治療點은 처음부터 이런 것들에 全部 행할 것이 아니라 다만 壓點이 나타나기 쉬운 곳을 표시한데 지나지 않으므로 이런점 誤解하지 않기를 바란다.

또한 各病別 治療點은 大部分이 標治法 즉 對症療法이기는 하나, 이 方法으로 大部分의 治療는 된다. 이에 對해 本治法이란 知熱感度의 測定을 행하고 異狀經絡을 根本的으로 調整하고 行하는 것으로 病狀의 如何를 不問하고 左可差를 즉 언바란스를 調整하고 行하면 全然意外의 病이 나을때도 있다.

2. 頸筋과 어깨의 저림

레-리氏는 頸部의 植物性神經에 過剩刺戟을 주면 內臟各部에 惡影響이 있다.

즉 肺나 腎臟의 出血, 肝臟炎, 胃潰瘍等을 일으킨다고 報告되어

있다.

전에 著者가 肺病患者의 隆椎에 吸角을 좀 세게 행했더니, 갑자기 기침이 나면서 괴로워하기 시작한 일을 몇번 겪은 經驗이 있다. 아는 사람이 妻의 隆椎에 吸角을 행하고 血痰을 냈다고도 하고 그 사람의 妻는 蒲柳型이긴 하지만 比較的 健康했고 勿論 肺에 異常이 없었다. 그러나 隆椎에의 吸角은 언제나 똑같이 出血한다고 報告됐다.

이와같이 頸筋이나 肩의 저림이 內臟의 疾患과 關係있는 것은 經驗的으로는 初步者도 알고 있다. 그런데 一般醫師들은 이런것을 單獨的인 疾患으로 보고 있는 것은 아닐까, 먼저 말한 眼科疾患과 같이…….

이상 말한바와 같이 內臟과의 關係를 잘 관찰해서 治療해야 하지만 그 問題는 各疾病別로 얘기 하기로하고 標題에 對해서만 行하는 것이니까 그 方法에 對해서만 얘기 하기로 한다.

우선 어디쯤이 얼마나 아픈가, 응쳐있는가를 自動運動시켜서 確認시킨다.

頸(목)을 右 또는 左로 굽혀질때 까지 굽히게 한다. 다음은 목을 웅크려 兩어깨를 올렸다 내렸다 한다.

苦痛個所가 알려졌으면 표를 한다. 그리고 나서 B圖와 같이 皮內針을 행하고 固定한다. 簡單한것 같으면 一分間에 効果가 있다.

3. 肩押關節痛

이 아픔 가운데는 疲勞, 捻坐, 打撲, 神經痛, 류마치, 五十肩等도 包含되여 있다. 우선 自動運動에 의해 대체적인 목표를 잡고 患部에 散在하는 壓痛群을 찾는다. 이때 壓迫이 너무 세서 惡化하거나 腦貧血을 이르키는 일도 있으니까. 充分히 주의하고, 처음에는 어떠한 경우라도 조용히 가볍게 눌러 본다. 느껴지지 않으면 徐徐히 힘을 가하면 된다.

壓點을 確認했으면 표를 하고, 皮內針을 刺入, 絆創膏로 固定하고 다시 自動運動을 시켜서 効果의 有無나 程度를 본다. 그리고 効果

가 조금도 보이지 않을 때는 다시 해보는 것이다.

五十肩의 아픔은 퍽 어려운 것이여서 10年도 15年도 들어 올릴수 없던 손이 불과 1回나 2回의 治療로 全治된 例도 있고, 發病 數日後에도 여간해서 낫지 않고 6개월이고 1年이고 걸리는 것도 있는것 같이 그 効果도 區區하다.

第 13 圖 頸筋 어깨의 저림

(Mustration13. Neck and shoulder pain)

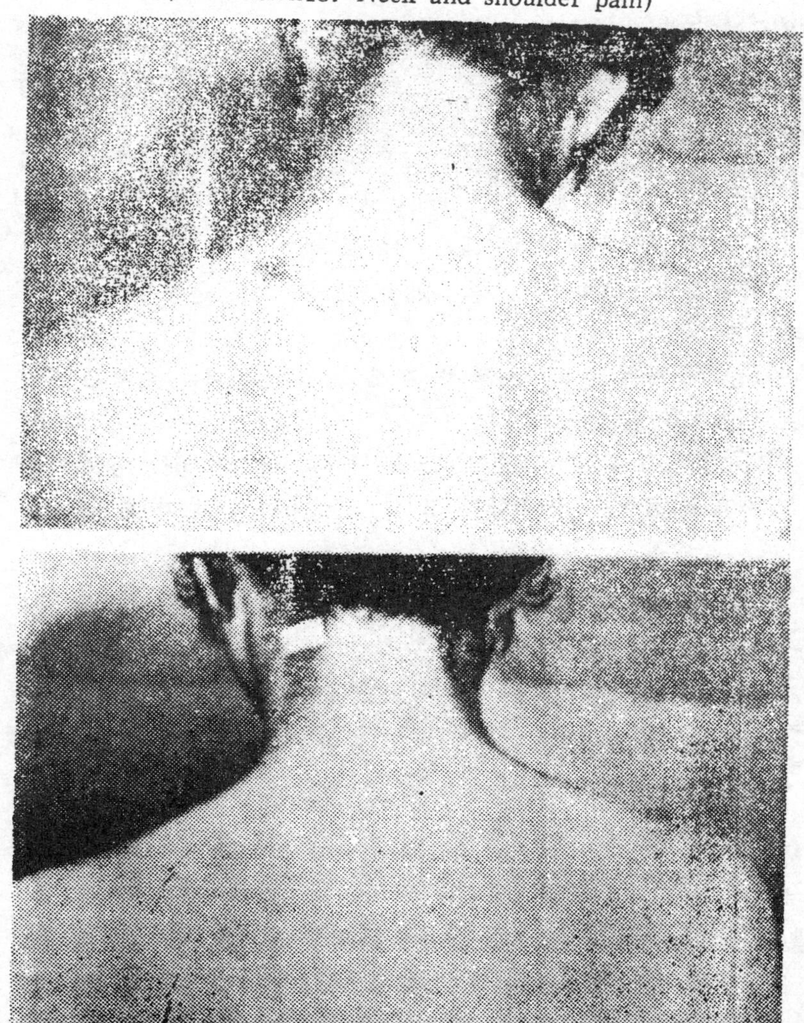

最近의 經驗에 의하면 過去에 肩胛痛의 經驗이 全然 없었다고하는 사람은 비교적 낫기 쉬우나, 以前에 多少라도 그 經驗이 있고 反對側에 發病한것은 매우 낫기 어려운 것 같다. 著者는 五十肩의 患者에 限해서 이 點을 잘 들어내서 참고로 하고 있다. 自覺이 강한것과 運動때에만 아픈 것이 있으나 그 어느 것이나를 不問하고 數個所의 壓點에 皮內針을 행하면 좋다.

4. 肋間神經痛

原因에 따라 多少 다르나, 平均해서 左側背에서 乳의 下方에 걸처 달리는듯 아픈것이 많다. 惡性이 되면 帶狀包疹이 생겨 잘 낫지 않는 것이다.

壓點은 第 4〜7 胸椎의 側方, 즉 肩胛骨의 內緣 및 그 下方에서 腋窩의 下方에로 대개 自覺에 따라 나타난다.

治療는 壓點 가운데 最高過敏點이라 생각되는 點을 찾아 2〜3 個所에 皮內針을 행하면 특별한 疾病이 없는限 낫어 버리게 된다.

또 仰臥하면 咳嗽과 아픔이 심해지는 것도 있고 이에 對해 皮內針과 기브스벨트의 使用에 의해 곧 낫는 例도 있다.

여하튼 皮內針에 의해서도 곧 効果가 나타나지 않을때는 原因을 追求하고 그 本態의 治療를 하지 않으면 않되는 것은 勿論이다.

肋間神經痛 가운데는 針療中 太針이나 深針, 刺激過剩等에 의해 이러나는 것도 있다. 또 背部의 皮內針이 너무 깊어서 이러나는 경우가 있는것도 前章에서 말한바와 같다. 또 激痛 때문에 長時間에 걸쳐 背部를 두둘겼기 때문에 後日 肋膜炎이 된 例도 적지않다. 주의할 점이다.

肋間神經痛은 그 如何를 不問하고 壓痛內針을 重點的으로 調査하여 각기 각기에 皮內針을 하면 된다. 다음 圖는 主된 治療點이다.

第 15 圖 肋間神經痛

(Mustratioл15. Intercostal pain)

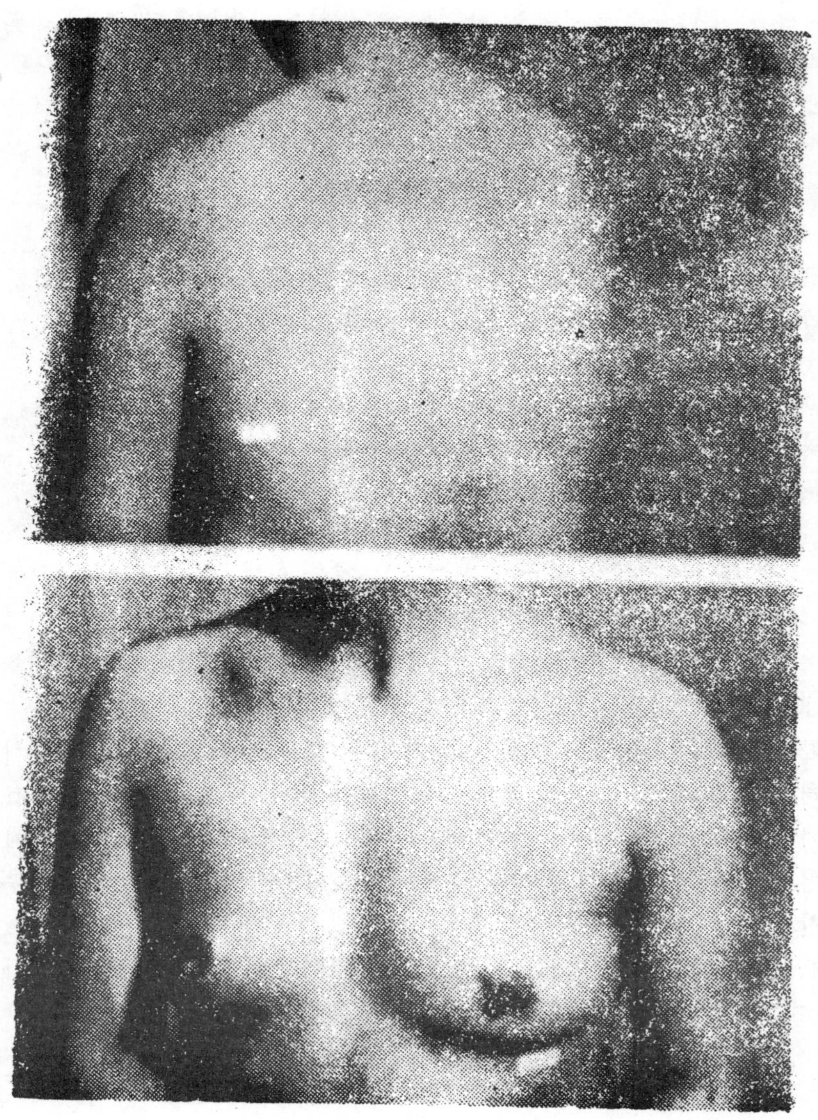

5. 腰　　痛

腰痛은 日本人 特히 老人의 大部分이 經驗하는 宿命的이라 할만한 疾患이다.

原因의 大部分은 職業的 關係가 많고 따라서 農業, 그외 重勞働者에 많으며, 非勞働者에는 比較的 적고 또 年少者에게는 드물다. 以上에 의해 보더라도 原因의 大部分은 疲勞에 의한 것임을 알 수 있다. 다음은 打撲, 捻坐, 헤르니아, 그의의 外傷, 感冒, 梅毒, 結核 혹은 婦人科的인 것으로 인한 것도 있다.

腰痛에는 腰痛 單獨인것도 肢下痛 또는 下肢에 마비가 따르는 일이 있다.

本例는 單獨腰痛에 對해 말한다.

治療前에는 上圖 A와 같이 그외 여러가지 自動運動에 의해 아픔의 狀態를 確認하고 부터 治療에 들어간다. 治療는 坐骨神經痛의 경우와 같이 벼개(枕)를 3個 써서 下腹, 胸部, 額部등에 대고 伏臥位로 행한다.

壓痛이 가장 많은 곳은 下圖 B의 示指先이 가르치는 仙骨上部의 穴, 즉, 上仙點이다. A와같은 運動이 안될 程度의 아픔으로 B의 上仙點만에 壓痛이 있는 경우에는 이 上仙一點에의 皮內針으로 거의 鎭痛되는 것이다. 그러나 壓點이 數個所 있을 경우에는 곳곳마다 皮內針을 행해야 한다.

또 腰痛이 結核이나 헤르니아等에 의할때는 무욕이나 발끝의 强制激은 極力避하지 않으면 안된다. 자세한 것은 坐骨神經痛에서 얘기하기로 한다.

第16圖 腰 痛
(Mustration16. Lumbago)

A. 治療前의 運動

B. 가르키고 있는곳이 上仙骨壓點

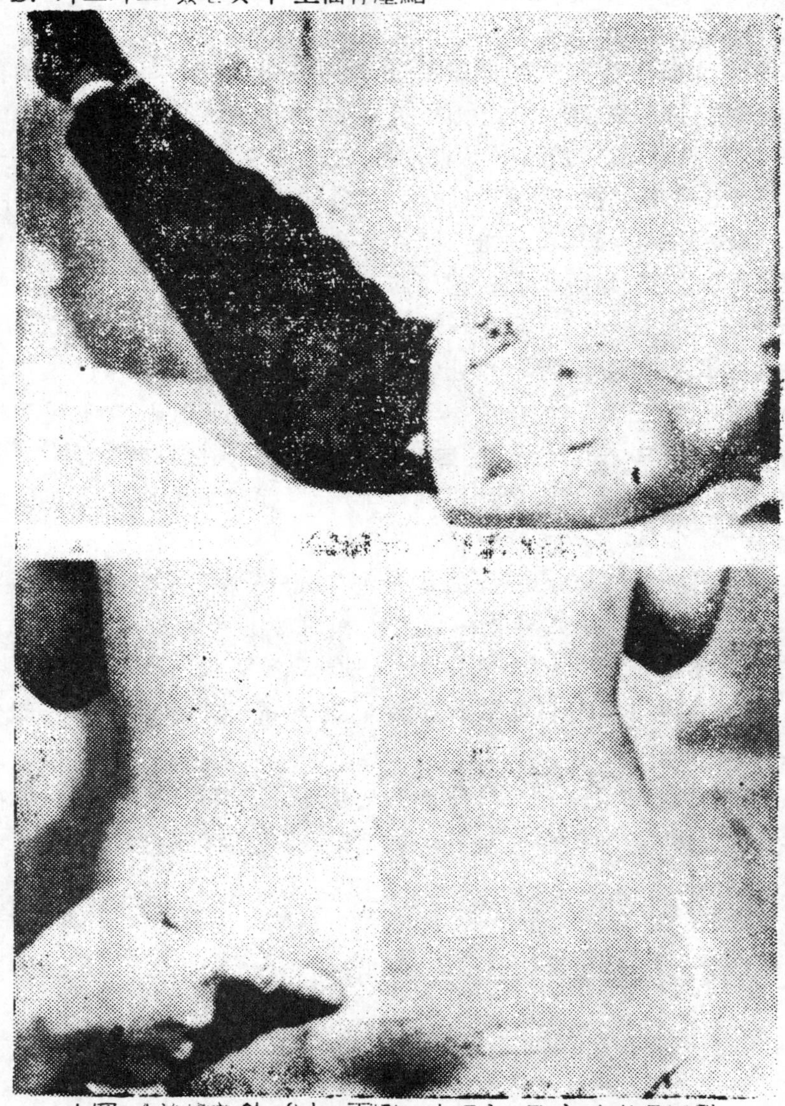

上圖 A治療前의 운농 下圖 B누르는 곳이 上仙骨壓點

6. 坐骨神經痛

原因은 腰痛과 같이 過勞 기타 打撲捻坐, 背髓炎, 背椎가리에스, 腰椎헤르니아等 等이다.

神經痛 가운데 가장 많은 것은 坐骨神經痛으로 잘 낫지않는것으로서 매우 두려워 하고 있는 것이다. 그것은 背髓性에 의한것이 많기 때문이다. 특히 腰椎가리에스의 前驅症狀으로서 그 大部分은 坐骨神經痛인 것은 注目할바라 하겠다.

전에 慶應大學醫學部의 前田和三郎教授는 背椎가리에스와 神經痛과의 區別은 어렵다. 그것은 가리에스의 第一期를 神經痛時代라 하고 第二期를 疑症時代)疼痛 외에도 저리다던지, 重壓感等이 混合된 느낌), 第三期를 렌트겐時代 즉 X線에 의해 發見됐을때는 이미 第三期에 들어가 있기 때문이라고 말한바 있다.

治療는 自覺만을 더듬어 행해도 될것도 있고 그래서는 오히려 惡化하는 것도 있다.

腱反射가 亢進하는 것은 中樞性 즉 背髓性의 경우가 있으므로, 溫泉이나 足先에의 强刺激이나 施灸는 極力 피할것.

그리고 治療는 別圖와 같이 全的으로 腰部에 集中 시켜 하면 된다. 발끝에의 刺激에 의해 허리가 빠진(腰抜)일도 많다.

腱反射가 正常인것은 末稍性이기 때문에 아픔을 따라 治療해도 좋고 목욕도 좋다. 만약 不明일때는 그것이 下腿痛이라하더라도 腰部에만 治療할 것을 잊어서는 안된다. 이것이 本治療의 秘訣인 것이다.

第 17 圖　坐骨神經痛 (Mustration17. Sciatica)

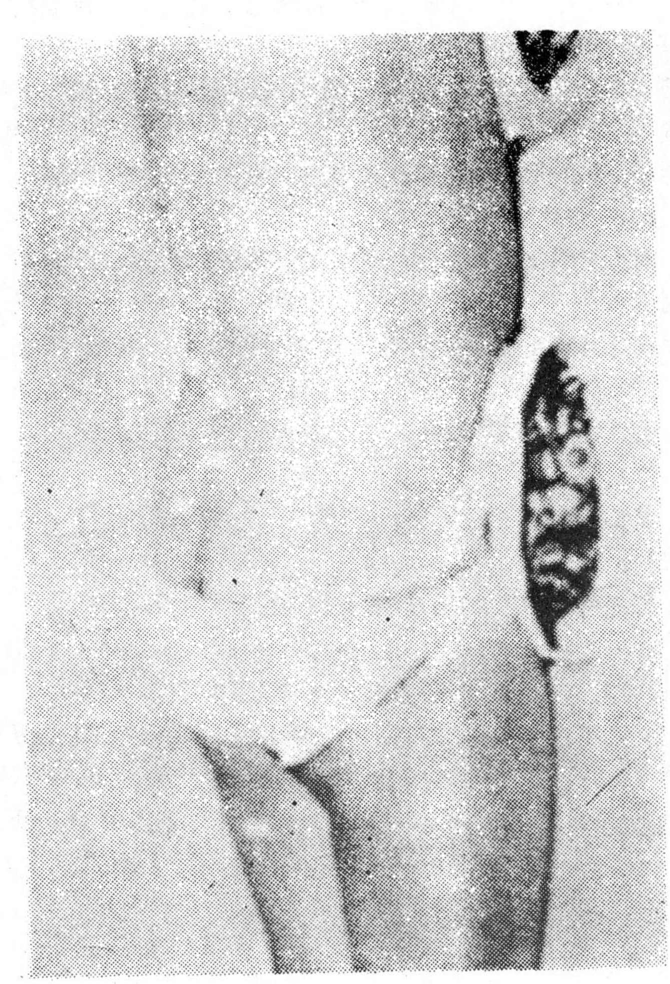

7. 膝・足의 關節炎

本症에는 結核이나 淋毒, 捻坐等에 의한것도 있으나, 대체로 루마치에 의한 것이 많다. 治療는 症狀의 如何를 不問하고 壓痛點에 皮內針을 행하면 대개는 편해진다. 惡化해서 壓點을 찾기가 困難할 정도로 아픈것에는 皮內針은 不適하니까. 「CX」를 數個所에 貼附하면 좋다. 膝은 굽혀서 刺入할 것. 그러나 굽혀지지 않는것은 自然인체로 해도 된다. 제일 안낫는것으로 유명한 류마치性關節炎이라도 皮內針에 의해 비교적 빨리 鎭痛하는 것이다. 또 慢性膝關節로 腫脹된것도 좋다. 즉, 水腫도 낫는다.

같은 關節炎이라도 足의 경우는 上體의 重壓 때문에 他部位에 比해 낫기 어렵고 조금 좋아졌다고 放心했다가 오히려 惡化되는 수가 있다. 이에 關連된 失敗例를 紹介하기로 한다. 足關節炎으로 2개월간 步行不能者를 往診治療하여 곧 鎭痛되어 步行도 可能해지고 몹시 기뻐한 일이 있었다. 다음날 來院해서 다시 감사를 받기까지 했다. 그런데 그것은 크나큰 미스였다. 즉, 來院하고 얼마 안있다가 激痛이 되어 起居步行조차 全然 不能이 되어 여러가지 치료를 했으나 効果없이 困難해 한 일이 있다.

이것은 前日의 治療에 의해 一時的으로는 鎭痛이 었으나 炎症이 消失된게 아니었는데 기쁜 나머지 步行練習을 했기 때문에 오히려 炎症이 增加하여 變化된 것이라고 생각된다. 膝의 內側의 아픔은 大轉子의 直上에 나타나는 壓痛点(側臀部点)에 皮內針을 행할것.

8. 胃腸病과 下痢

아도니ー. 下垂, 가다ー루, 潰瘍, 酸過多 기타 여러가지 있으나, 症狀의 如何를 不問코 「胃腸이 나쁘다」는 自覺만은 거의 있다. 또 背部에도 壓重感이나 壓痛点이 있으니까. 이러한 壓痛点에 각각 皮內針을 행한다. 急性胃痛일 경우 往往 膝의 下方內側의 壓点에 皮內針

을 또 足 拇指端(隱白)에서 5分之1滴 쯤의 瀉血에 의해 劇的効果를 얻은일이 있다.

또 下痢의 경우에는 左下腹部(大巨附近)에 나타난 壓点에 皮內針을 하여 急速히 치료때가 있다.

다음 圖는 壓痛点이 나타나기 쉬운 部位를 나타낸다. 皮內針은 最高過敏点에서 順序데로 행할것. 또 胃가 나쁘다는 自覺은 全然 없더라도 背部中央에 原因不明인 壓重感등이 있은 경우에는 胃疾患의 前

第19圖 胃腸과 下痢
(Mustration19. Digestiv desease, diarrhola)

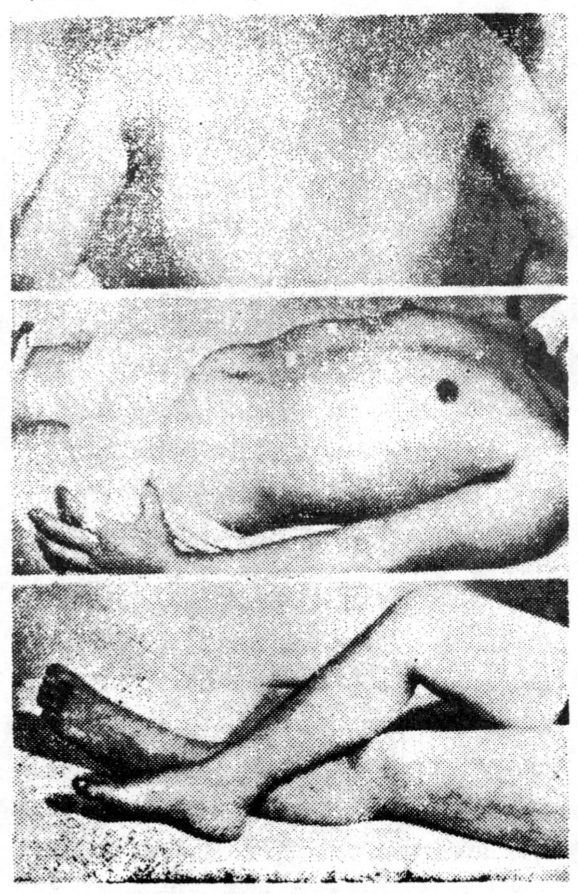

下圖 右足拇指의 白點은 隱白

軀症으로서 주의하고 역시 각각의 壓痛点을 찾아 皮內針을 하지 않으면 안된다.

第7胸椎를 中心으로 直經 10cm쯤의 面積에 壓重感을 호소하는 38才의 男子內臟에 異常없다고 한다. 著者는 아마 胃病일 것이라 말했다가 嘲笑를 받은일이 있었으나, 이 患者가 半年後, 突然 胃痛을 이르켜 手術結果 胃에 鷄卵大의 구멍이 뚫인것이 밝혀졌으나, 얼마 안있어 死亡했는데 죽음의 直前까지도 胃病으로서의 自覺은 全然없었다고 한다. 특히 주의할 일이다.

9. 肝藏病

이 病은 初期에 食慾下振등에 의해 單純한 胃病으로 취급되는 경우가 많다.

그러나 단순한 胃病과 다른점은 右悸助部邊에 壓痛이 나타나는 것이다.

또 右肩背部의 重壓感이나 壓痛点이 나타나는 것으로서 대개 判斷된다.

또 知熱感度測定에 의해 足의 拇指端 또는 第4趾端에 뚜렷히 壓右差가 나타나는 일이 많다. 이런 경우 背部의 9~10胸椎의 側方에서 左右의 어느쪽엔가에 壓痛点이 나타나기 때문에. 각각의 壓点에 皮內針을 행하고 또 熱感低下側의 拇指端에서 약간의 瀉血에 의해 急速히 낫을때가 있다.

더욱 原因不明으로 突然 高熱이 된 경우, 肝藏의 치료에 의해 急速히 下熱한 側도 있다. 故로 發熱이나 食慾不振인 경우에는 일단 肝藏的 治療를 행할 일이다.

또 胆囊炎이나 胆石인 경우에도 治療의 方法에는 별 다른게 없다. 심한 胆石仙痛에도 右悸助部의 壓点에 皮內針을 하던지 足의 拇指端爪際中央에서 극히 小量의 瀉血로도 簡單하게 鎭痛되는 例도 많다.

또 肝藏은 右側이니까. 治療도 右側이 좋을거라는 것은 잘못으로서 背部로 拇指端도 때때로 左側에 나타나는 때가 있으니까 充分히

注意할 일이다.

第20圖　肝臟病 (Mustration20. Liver disease)

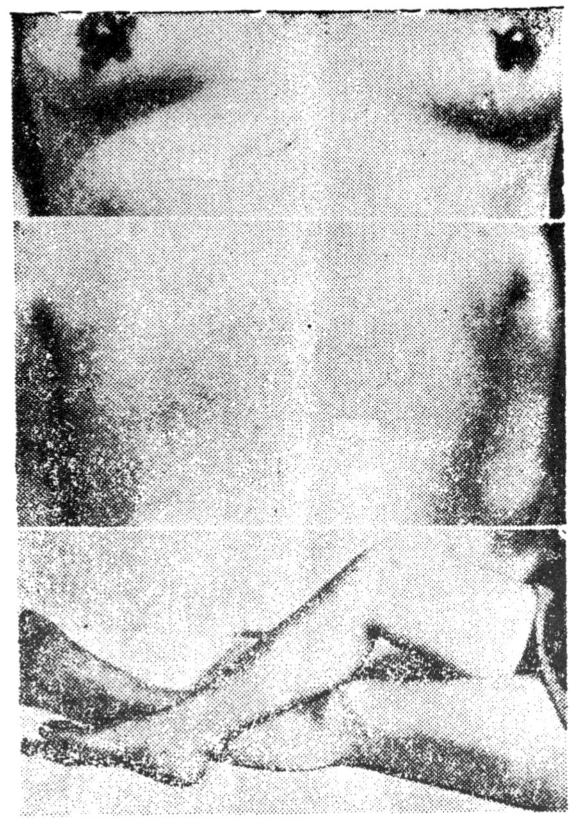

中圖上・肝前　下・匝前　上圖指先의　部隱臼・膝의　部曲線

10. 喘

喘息은 幼兒때 일어나는 小兒喘息이나 靑年 또는 老年이 되어 나타나는 것들이 있다. 또 季節的으로 일어나는 것. 예를들면 늦가을에서 봄에 걸쳐 일어나는 것. 5~6月의 雨期에 일어나서 가을 태풍이 지나가면 낫는것. 그 가운데는 9月 10月의 태풍기에만 한해서 일어난다는 것도 있고, 一年내내 괴로워하는 것도 있다.

喘息은 精神的關係이며, 規則的인 正確한 生活中에는 거의 일어나는 일이 없다고 한다. 또 結核性인 것도 喘息으로 잘못 아는 경우도 있으니까 充分한 주의를 要한다.

壓痛点은 그 程度에 따라 다르나 대개는 肩背部前胸部등에 나타나는 것으로 또 自覺的으로도 壓痛点의 所在를 대개 알 수 있는것 같으며, 觸診에 의해 그것들을 찾고 각각의 壓点에 皮內針을 행하면 一時的으로 發作은 끝친다. 그러나 그것만으로는 잘 않낫으니까. 知熱感度測定에 의해 兪穴에 皮內針을 행할것이 必要된다. 또 左右 어

第**21**圖 喘息 (Mustration21. asthma)

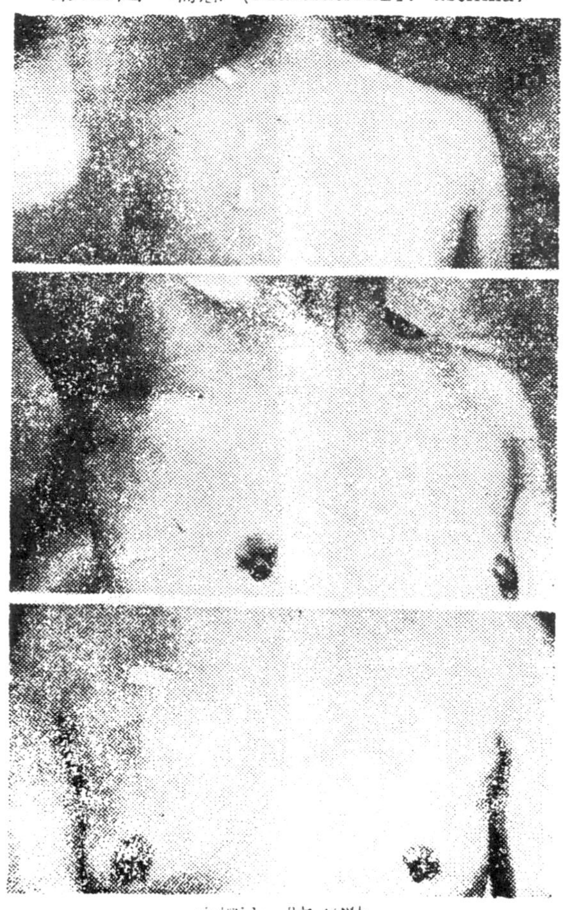

中圖는 腋窩點

느쪽엔가 壓痛이 많은쪽의 腋窩点에 皮內針을 행해서 奇蹟的으로 効果가 있는것도 있으니까 한번 試驗해 볼만 하다.

그러나 喘息은 매우 낫기 어려운 것으로서, 一旦 낫는듯 하다가도 조그마한 放心으로 發作하는 일이 있으므로 治療는 長期에 걸쳐 행할 것. 皮內針 같으면 一週日이나 10日에 한번쯤이라도 되니까 繼續하는게 좋다.

11. 肺侵潤과 肋膜炎

이病은 大體的으로 指定醫에 의해 治療를 받아야 할 것이지만, 早期에 皮內針을 兼用하면 매우 効果的이고, 어느程度 進行하고 부터도 補助療法으로서 행해도 勿論 効果的이다.

化學藥品의 發達에 의해 結核의 療法은 매우 進步됐다고는 하나, 낫기 어렵다는 데에는 변한게 없다.

本症에 對한 皮內針은 炎症이나 水腫을 뚜렷하게 減退시키게 되며 効果도 한층 크다. 壓痛点은 喘息과 같이 前胸部나 肩背部에 뚜뚜히 나타나며 또 壓重感도 있으므로 壓痛点도 찾아내기가 쉬우니까 그中의 代表点이나 測定에 의해 關係俞穴은 말할것도 없고, 前腕部에 나타난 壓点에 각각 皮內針을 행한다.

또 매우 衰弱한 사람에게는 되도록 삼가하는게 좋으나 不得已한 경우에는 「CX」를 행할것. 이것들은 衰弱體에 對해 皮內針이 强刺戟으로 作用하기 때문이다.

本病에는 食慾減退가 따르니까. 上腹部正中線의 中央에 發現하는 壓 痛 点이나 足의 三里에 각각 皮內針을 행한다.

또 原側의 腋窩点에 皮內針을 一本 행하면 더욱 効果的이다. 肋膜炎은 乾性 濕性 다같이 大部分 같은 治療方法으로 해도 된다. 壓痛点은 다음圖에 따른다.

第22圖 肺浸潤과 肋膜炎
(Mustration22. Lung tuberculosisand pleurisy)

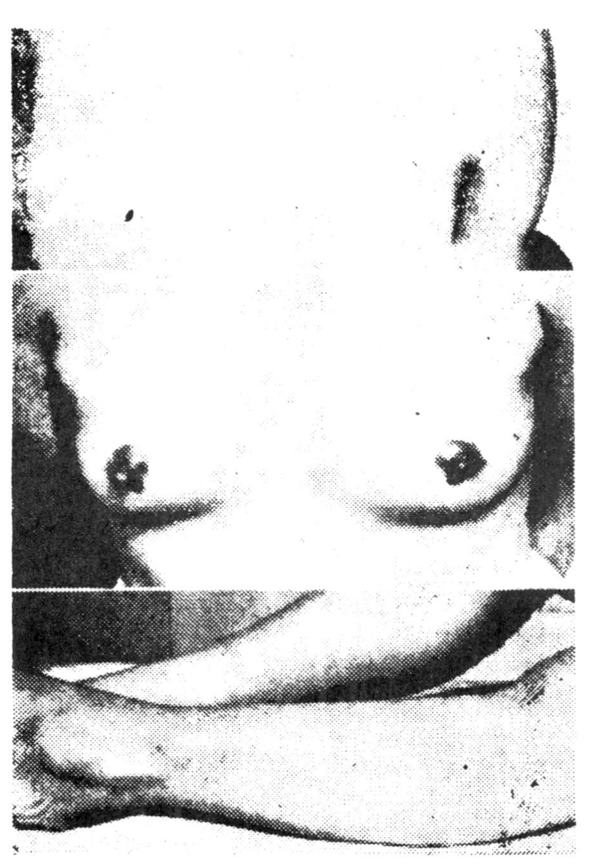

12. 婦 人 病

婦人病이라 해도 多種多樣으로, 이것들을 하나하나 얘기한다는 것은 어려우니까 여기에서는 나타나기 쉬운 壓痛点과 그 治療法만을 얘기하기로 한다.

一般症狀으로서는 腰痛, 下腹痛이나, 重壓感, 白帶下, 頭重, 頭痛, 肩症, 다리가 무겁다는등, 기타 여러가지 있다,

壓痛은 大略 自覺의 中心部에 나타나기 쉬우나, 正中線이나 그의

第23圖 婦 人 病
(Mustration23. gynecological disease)

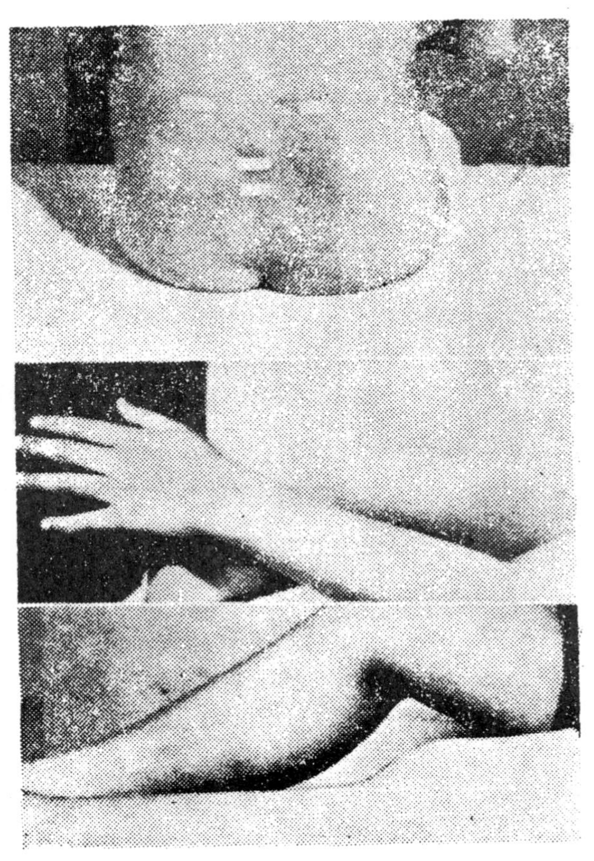

側方, 즉 左右 어느쪽엔가에 많이 나타난다. 또 知熱感度測定法에 의해서도 左右差가 있는것이 뚜렷해 진다.

主된 壓点은 腰部에서는 第二腰椎 및 그 側方으로 椎骨에서 3~5cm 쯤의 곳에 많이 나타난다. 또 第四腰椎나 仙骨上部에도 뚜뚜한 壓痛点이 있으니까. 그 附近을 잘 찾으면 된다. 腹部에 있어서는 배꼽(臍)의 좀 下方의 兩側이나 恥骨의 上方, 기타 附近을 찾을것.

足의 쪽은 膝의 內側의 上方血海 또는 內踝의 上方 5cm쯤에 있는 三陰交等에도 나타나니까 이런 壓痛点을 左右를 잘 比較해서 比較的 過敏하다고 생각되는 쪽에 각각 皮內針을 행하면 좋다.

上圖는 腰部, 中圖는 腹部, 下圖는 足의 內側을 나타낸 것 또는 頭重이나 肩症에도 각기 適宜治療할 것은 勿論이다.

治療때 腹部는 伏臥位로 행하고, 腹部나 足은 仰臥位로 하는편이 좋다.

13. 無痛分娩法

嚴密하게 말해서 이것은 減痛分娩法이라고 하는데 適當하다고 생각한다.

처음의 試驗은 지난 1954년 2月 28日 친구의 妻가 骨盤狹窄 때문에 帝王切開를 받지 않으면 안된다는 것이다. 前回는 胎兒를 잘라내서 母體를 救했다고 한다.

그날 아침 相談을 받고 往診, 직접 診察했더니 腰部의 上仙部에 壓痛点을 發見, 여기에 皮內針을 一本만 刺入 固定시켜 놓았다. 그날밤 標準型의 사내 아기를 分娩, 더구나 安產, 陣痛다운 아픔이 거의 없이 產室에 든지 불과 15分만에 安產, 母子 다같이 지금까지 健全하다. 그후 56년 5月 日本赤十字의 新宿產院(院長 鈴木武德博士)에서 本格的으로 행하여 好成績을 올리고 있다.

產婦人科의 實際, 助產婦雜誌等을 參照하기 바란다.

治療点은 圖表와 같으나, 그러나 實際問題로서 우리들 針灸師는 助產婦나 產院처럼 생각한데로 않된다. 그래서 대개의 豫定日이나 혹은 數日前에 腰部의 上仙点 및 左右 어느쪽엔가 壓痛이 있는 腋窩点의 2개소에 皮內針을 행하여 두면 좋다. 皮內針을 固定하고부터 5分以內에 姙婦가 輕快感을 느꼈다고 하면 効果的이란것을 意味한다. 分娩後의 後陣痛에는 足의 內髁의 上方의 三陰交에 皮內針을 행하면 좋다. 또한 皮內針은 腰部도 足도 腋窩点도 다같이 一切가 끝나고나서 拔針할것.

第24圖　無痛分娩法
(Mustratic n24. painless child deliveryby ICN)

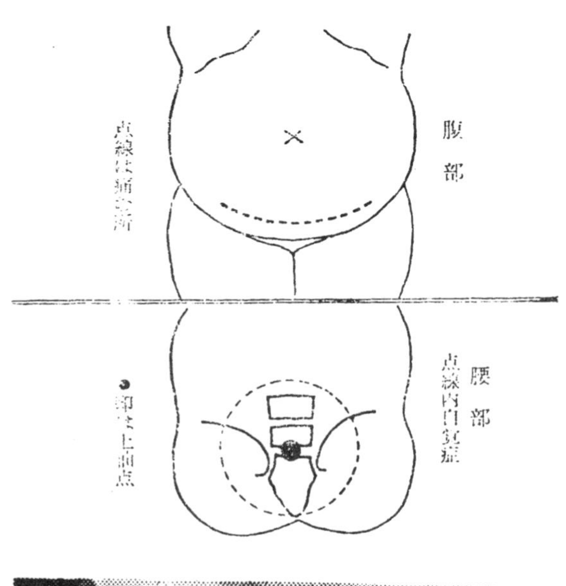

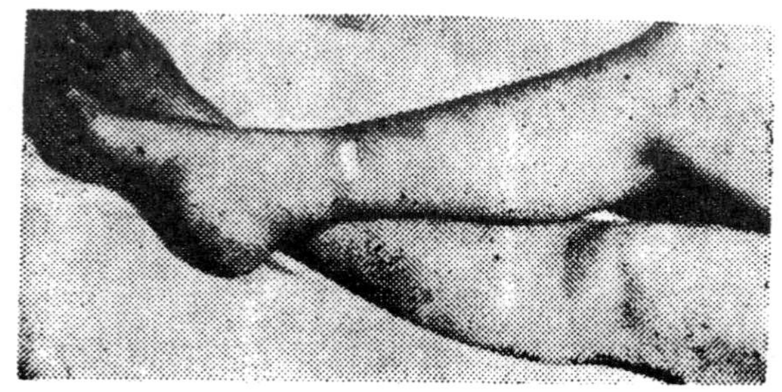

下圖는 三陰交

14. 痔　　疾

痔疾에 對한 皮內針의 威力은 想像할 수 없을 程度이다. 그러나 극단적인 慢性이 되어서 疼痛이 全혀 없어진것 같은 것에는 期待가 어그러질 수도 있다.

裂痔, 出血痔, 脫肛, 內外痔核等으로서 疼痛이 있는것일수록 効果的이다. 단 痔瘻에 對해서는 自信이 없음으로 除外하기로 한다.

著者가 皮內針의 發明以來 取扱한 痔疾患部는 불과 170數名에 지나지 않으나(痔瘻는 除外) 그 大部分은 疼痛을 지닌 것으로 가장 効果가 뚜렷한 것은 外痔疾이다. 그 가운데 10명쯤은 10分以內에 効果

第25圖 痔疾 (Mustration25. piles)

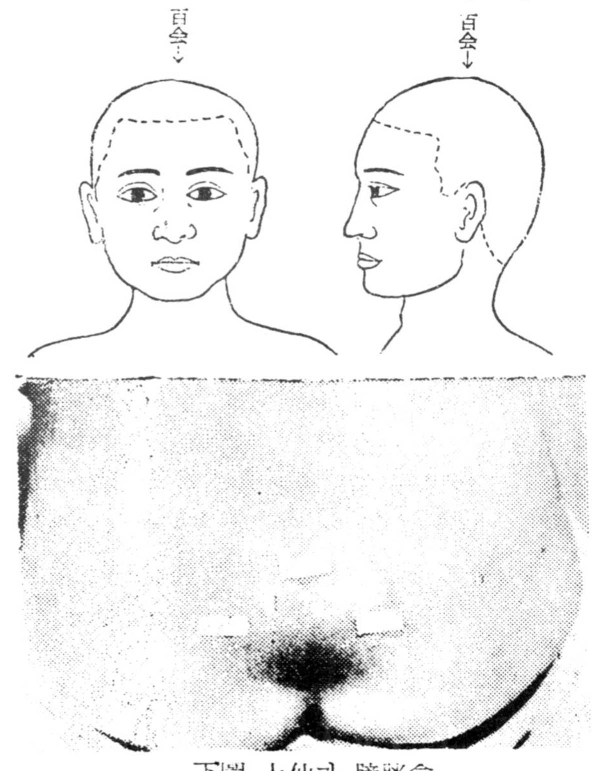

下圖 上仙과 膀胱俞

가 나타나고 30分以上 經過해서 効果不明인 것은 한 사람도 없었다.

疼痛이 全然없는 慢性인 것은 어느 것이나 數十回의 治療를 要했다. 內外痔疾, 裂痔, 出血痔等으로 自覺痛이 있는것은 다 一回로서 効果가 나타나 數回로서 治療되고 있다.

또 이러한 痔疾에 對해서의 壓痛点은 그 거의가 上仙附近과 膀胱俞附近이나 上髎附近이였다. 皮內針은 우선 上仙과 右, 또는 左側의 壓点과의 대개 2개소로서 좋다. 疾患部가 左側인때는 壓痛도 左側에 나타난다. 脫肛인 경우에는 上仙 외에는 左右兩側에 행하고 頭上의 百會에 施灸하면 좋다.

15. 月 經 痛

月經異常에는 조금 기분이 좋지 않다고 하는 것으로 부터 심한것은 月經 數日前부터 허리(腰)나 下腹部에 壓重苦가 일어나 月經中에는 아픔 때문에 몸부림칠정도로 어떠한 注射로도 또는 內服藥으로도 거의 効果가 없는 것도 있다. 따라서 苦痛期間도 區區하다.

月經中에는 規則的인 生活이 必要하며 經血量이 많을때도 특히 安靜을 要한다.

月經痛의 原因에 對해서는 매우 어렵고 婦人科學界에 있어서도 잘 모르는 모양이다.

月經痛이 皮內針에 의해 比較的 간단히 낫는다는 것은 극히 最近(5〜6年前)의 일로서 자세한 交獻은 高岡博士와 著者의 共同硏究로서 厚生省(日本의 保健部)에 提出되어 있으니 參照를 바란다.

腰部의 아픔에는 上仙附近, 下腹部의 아픔에는 足의 血海나, 三陰交附近이 많이 쓰여지고 있다. 또 壓痛点 및 治療点은 附圖에 의해 주기 바란다. 月經痛에 對한 皮內針 療法은 全然 奇蹟的 効果가 있고 針끝이 皮膚에 닿는 程度로도 鎭痛일 때도 있다.

또 刺入한 皮內針은 月經期間中 즉 적어도 5日쯤은 그냥 固定시켜 둘 것이다. 鎭痛되었다고 해서 拔針했기 때문에 數時間後, 再次 激痛이 된 例도 있다.

이것을 每月 1回씩 2～3개월 행하면 根治된다.

第26圖 月 經 痛
(Mustration26. Disor der of menstruation)

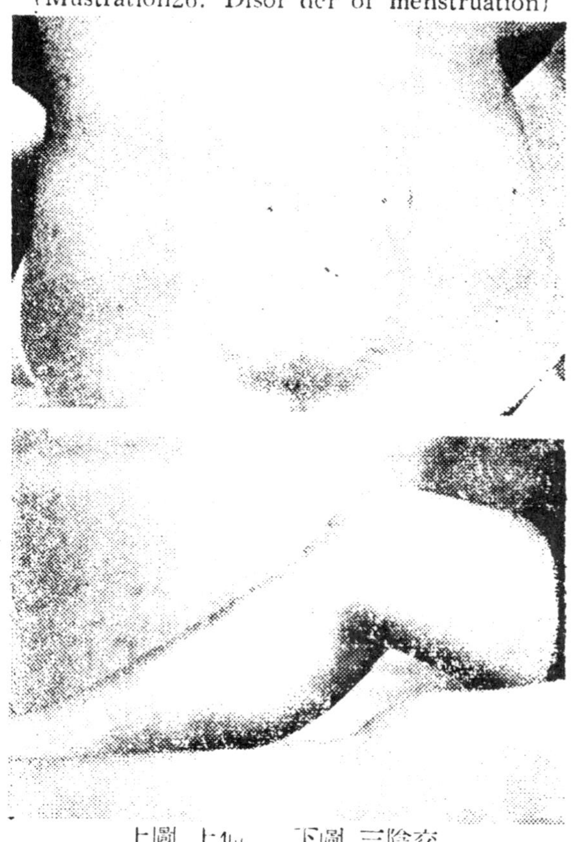

上圖 上仙　　下圖 三陰交

16. 高血壓

成人病의 第1位를 달리는 高血壓症을 確實하게 더욱이 短時日內에 고칠 수 있다면 큰 甲富가 될 것이라고 말한 사람이 있었으나, 事實 高血壓의 治療는 어려운 것이다.

著者가 取扱한 가운데 約20人의 足拇指端에 熱感麻痺가 있어 數十壯施灸해도 熱感을 몰라 모두가 1年以內에 腦溢血이 되어 그 가운데 12명은 發病後 半年以內에 死亡한 經驗이 있다.

第 27 圖　高血壓 (Mustration27. High blood pressure)

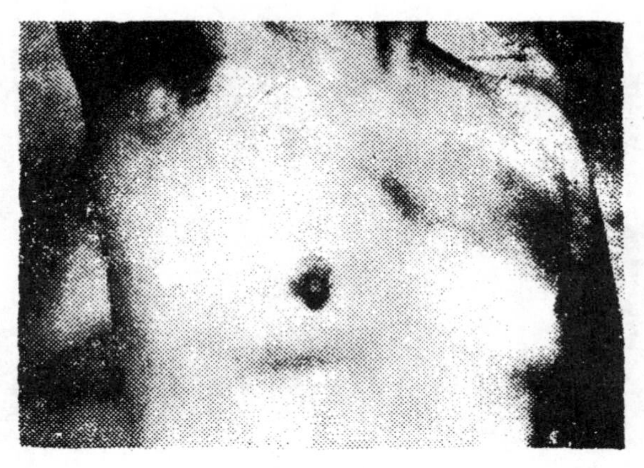

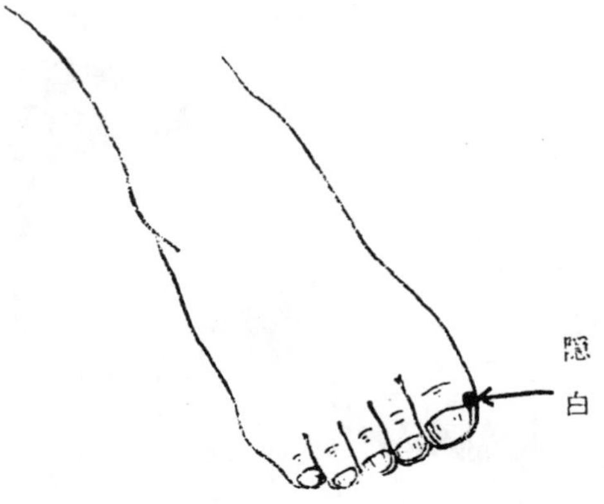

上圖는 腋窩點　下圖는 瀉血個所隱白

이런 問題는 지금에도 변화가 없다. 따라서 測定에 의해 나타나는 低下側의 指端(井穴)에서 한방울쯤 瀉血하는 것을 권장해 왔었다. 그러나 이것으로 本態性 高血壓이 낫는다는 것은 아니다.

그래서 이번에는 經驗이 아직 얇아서 發表를 保留해 둘려고 했었는데 知人들과 患者들의 권유에 따라서 일단 發表하기로 한다. 장소는 左右를 比較해서 壓痛이 많은쪽의 腋窩點에 皮內針을 一本만 행한다. 이때 잘못해서 兩側에 행하지 않도록 주의할 것. 治療點은 여기 一點뿐이 아니라, 從來와 같은 治療外에 補助로서 試驗해 보기 바란다.

이것은 半身不隨가 된것에도 有効한것 같다.

17. 急性虫垂炎

처음에는 흔히 단순한 胃경련으로 취급될 때도 있으나 조금 익숙하면 移動性이 아닌限 대개 알 수 있게 된다.

그것은 熱發이나 觸診, 患者의 姿勢등에 의해서도 위경련과 區別되기 때문이다. 壓痛點은 右下復部, 腰部第一腰椎의 右側方(肓門)附近 및 右腋窩點等等에 뚜렷히 나타난다.

第28圖 虫垂炎 (Mastration28. appendicitis)

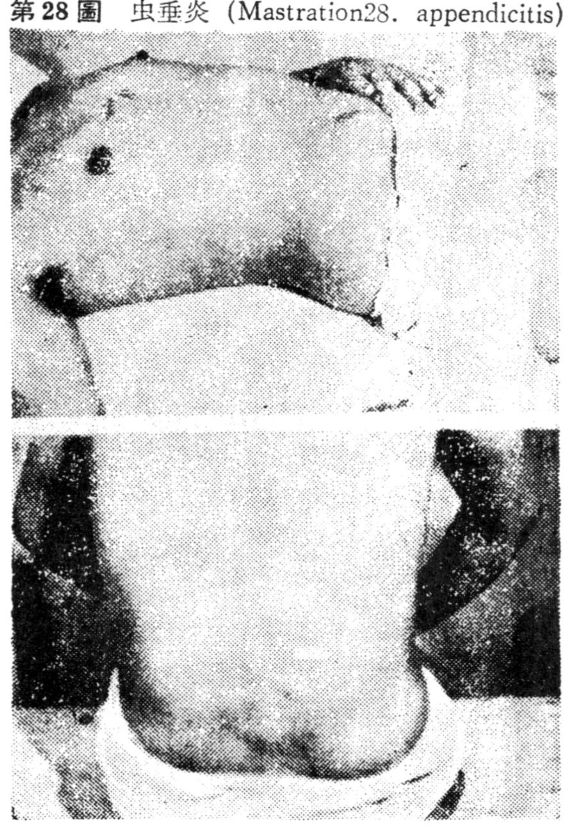

下圖는 肓門

治療는 이러한 3點에 각각 皮內針을 행하면 좋다. 治療의 順序는 우선 右腋窩點을 찾아 그 焦點에 皮內針을 一本 刺入固定시키면 아픔은 相當히 減少된다.

이어서 右下腹部를 가볍게 觸診하고 壓點을 찾는다. 이때 잘못돼도 세게 눌러서는 안된다. 반드시 조용히 弱하게 누르지 않으면 안된다.

이와같이해서 얻은 壓點에 一本 皮內針을 刺入 固定한다. 疼痛이 大部分 없어지면 左側臥位 또는 伏臥位로 하여 肓門附近의 壓點에 皮內針 一本을 刺入固定한다.

急性虫垂炎의 특징은 아픔이 가셔지면 곧 下熱하는 것이다. 뒤에는 食事를 5〜6日間 注意하면 再發 하지않는 것이다.

虫垂炎이 이와같이 간단히 낫으면 治療한 醫師조차도 誤診이 아니였나 생각해 버릴 때가 있다. 또 患部에 덩어리가 만져지는 듯하면 皮內針은 3〜4回 행할것. 治療直後, 鎭痛이 돼도 곧 다시 아파진다던지 하면 곧 外科醫에 들리지 않으면 안된다.

18. 凍 傷

極寒地區는 別로하고 一般的 凍傷은 地方에 따라 發生期도 각각 다르지만 대개 늦가을에서 초겨울에 걸쳐 즉, 추위에 익숙해지지 않은 時季에 四肢末端等에 發生하는 狀異性 疾患이다.

針이나 灸에 의해 凍傷을 治療하는 方法이란것이 거의 없었던 것 같다.

그런데 著者는 皮內針의 發明에 의해 여러가지 研究한 結果, 比較的 간단히 고칠 수 있는 方法을 數年前 發見했다.

처음엔 류마치性 關節炎 治療中 偶然히 發見한 것으로 皮內針을 刺入固定시키니까 대개 5分以內에 「간지러움」이 가셔지고, 동시에 피부색도 곧 淡紅色이 됐다.

刺針點은 腕關節背面中央部에서 尺側에 가까운 穴(陽池). 足은 足

關節中央前面의 穴(解谿)의 左右4點에 皮內針을 刺入固定한다.

또 이것은 凍傷뿐 아니라 손끝, 발끝의 저린 것에나 아픔에도 效果가 있고 腕關節, 足關節痛에도 効果的이다.

第29圖 凍 傷

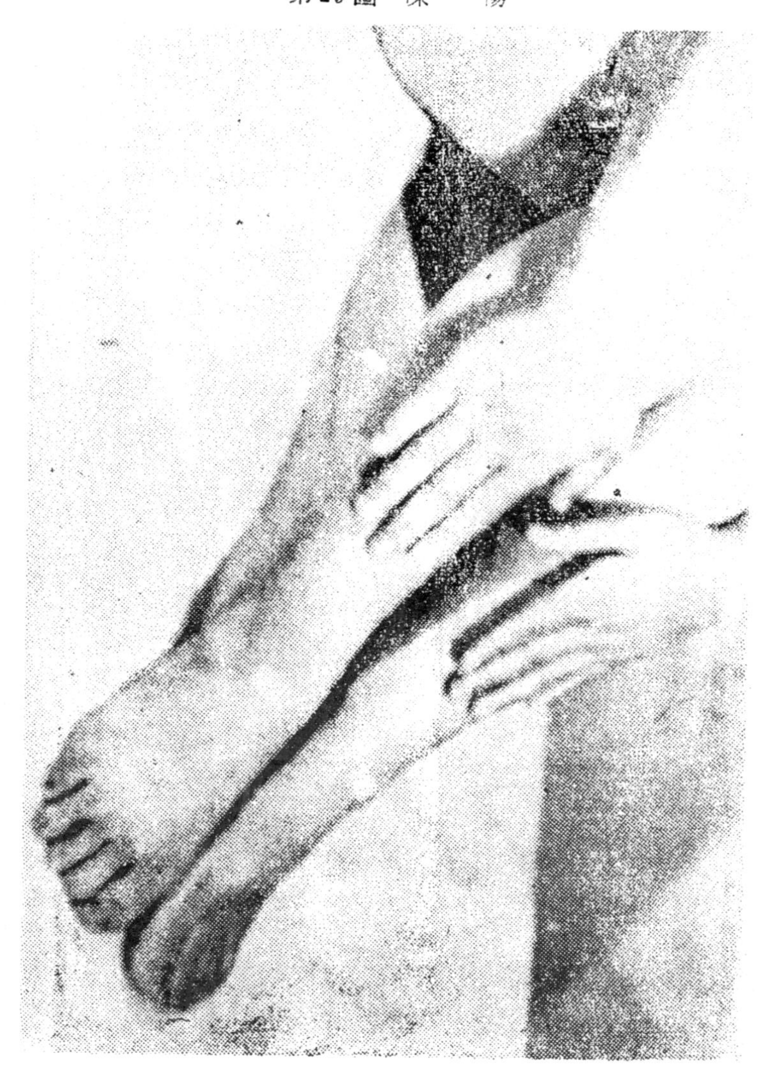

손은 陽池 발은 解谿

또 손끝, 발끝의 저린 것에는 井穴에서 조금의 瀉血을 하면 더욱 좋다.

(工藤著 刺絡針法--本教育部版도 있음—參照)

19. 顔面마비와 아픔

顔面마비는 顔面筋만의 운동마비이지 自覺痛은 거의 없다. 治療는 빠를수록 効果的이다. 皮內針은 圖와 같이 數個所에 나타나는 壓痛點을 찾아 그것에 刺入 固定한다. 이것을 隔日 또는 4日걸러쯤 繼續 治療하면 대개 1개월쯤 해서 낫는다.

顔面痛 즉 三叉神經痛은 一般 神經痛에 比해 매우 심하고 심하면 終日 손으로 눌러 食事에도 困難한 것도 있다.

第 30 圖 顔面의 마비와 痛

ction 30. facial paresis and neuralgy

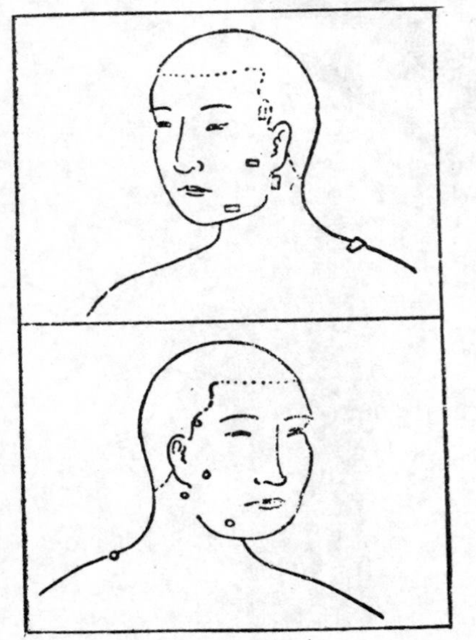

□은 患側皮內針 ○은 健側强刺針

또 이(齒)를 모두 뺐다던지 혹은 手術에 의해 神經全部를 切除해도 또한 激痛에 괴로워 할 때가 있다.

治療는 輕度의 것이면 顔面마비의 경우와 같이 自覺痛 가운데서 壓痛點을 찾아 그중 代表點을 골라 각각에 皮內針을 刺入固定하면 數回로서 낫는다. 그러나 激痛으로 손을 댈 수도 없을 정도로 過敏한 것에는 患者가 호소하는 데로 數個所에 「CX」를 貼付하고, 또 健側의 同一點에 皮內針을 刺入하고 固定한다. 外科手術에 의해 神經을 切除한 것은 여간해서 낫기 어렵다.

여기에서 잠깐 不審하게 생각

되는 것은 顔面痲痺도 顔面痛도 다같이 皮內針으로서 좋다고 하는것에 疑問을 갖었으리라 생각한다. 이에 對해서는後述키로 한다.

20. 其他의 苦痛

扁桃腺炎=咽喉가 아프고 高熱로 괴로울때, 아래턱 下의 兩側扁桃腺部를 左右同時에 눌러봐서 아픔이 있는 焦點에 표를 한다. 그리고 反對側 즉. 健側의 同一點에 太針을 刺入하여 壓迫感이 있거던 빨리 拔針하고 强刺激을 주어 針痕에 손을 대지 않도록 한다. 또 患部의 皮膚面에 皮內針을 一本刺入하고 固定하면 좋다.

그러나 어린애인 경우가 많으니까 幼兒에는 皮內針 대신 「CX」를 貼한다.

虫齒=口熱=그 外의 齒痛에는 患部의 壓點에 皮內針을 行하고, 對照點에 强刺針을 行하면 좋다. 이 때도 幼兒의 경우엔 「CX」만으로도 된다.

耳下腺炎=이것도 患部의 焦點에 「CX」를 貼付하는 것만으로 낫는다. 圖解上은 扁桃腺炎, 中은 虫齒, 下는 耳下腺炎의 治療點이다.

打撲=대개 負傷個所에 皮內針을 刺入하고 다시 對照點에 强刺激을 준다.

骨膜炎=多少 發熱이 있어도 患部의 直上에 皮內針을 한다.

火傷=5分 以內라면 患部에 기름을 충분히 바르면 鎭痛한다. 數時間後 激痛을 참을 수 없을 경우에도 對照點에 太針으로 强刺戟을 주면 곧 鎭痛한다. 그런다음 患部가까이에 皮內針을 하면 좋다.

骨折=後遺痛은 患部附近의 壓痛點에 각각 皮內針을 刺入固定 할 것.

癌=이야말로 거의 不治의 病이기 때문에 治療에서 손을 빼는 것이 常識처럼 되여 있으나, 意外로 誤診을 하는 수도 많고. 癌樣의 덩어리가 손에 만져지는 것 같으면 그 焦點에 皮內針을 繼續的으로 行해 볼 일이다. 그것은 이와 같은 덩어리가 意外로 消失되는 경우가 있기 때문이다.

甲狀腺肥大＝덩어리의 焦點과 測定에 의해 判明된 同名兪穴 等에 皮內針을 하면 意外의 効果가 있다.

第31圖 (Mustration31.)

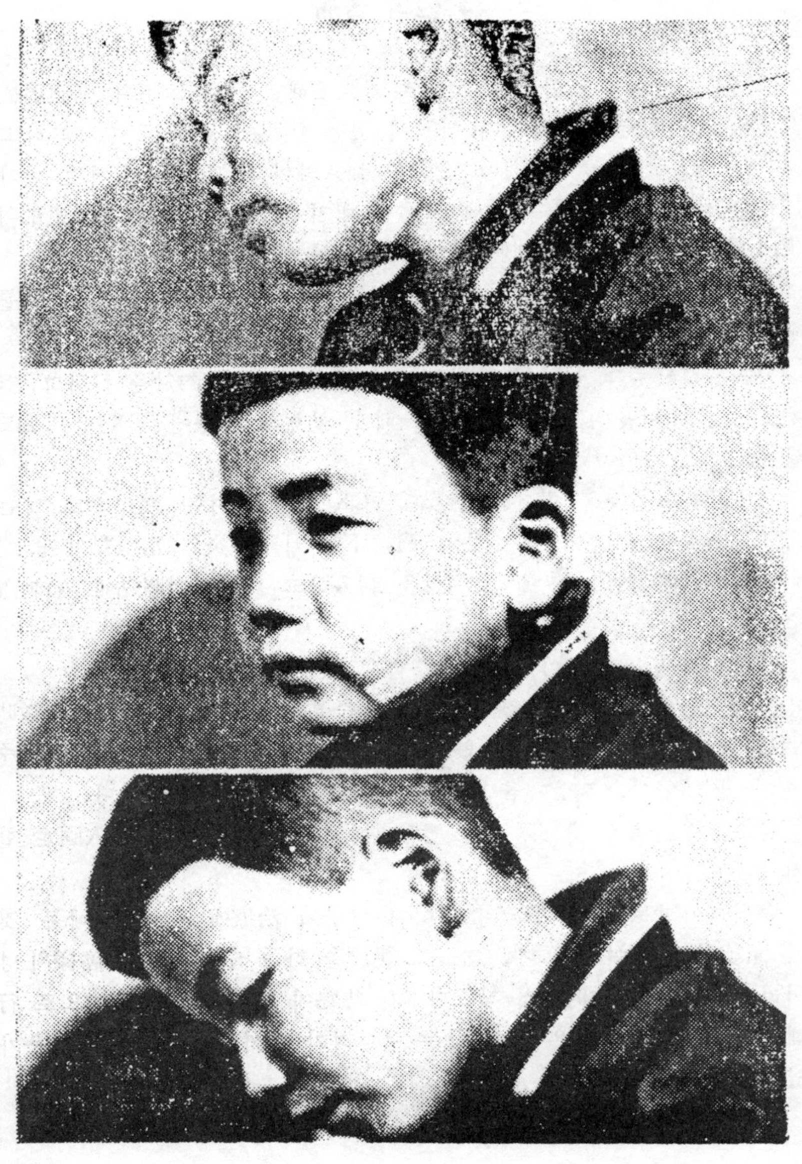

21. 總括 및 結語

모든 疾病에는 거의가 壓診點을 갖고 있다. 壓診點이란 누르던지. 만지던지 해서 느끼는 硬結, 아픔, 陷沒, 不快感覺이며, 이런 壓診點 가운데는 低温, 知覺, 異常 기타 누구에게서나 볼 수 있는 곱추나 혹등도 包含시켜야 된다고 생각한다.

이밖에 여러가지 상처자리. (腫物터, 手術터, 皮膚縫合痕, 火傷痕, 拔齒痕) 그外 長時間에 걸친 不當한 壓迫等에도 큰 영향을 주고 있다. 前者를 內臟體表反射라 하고 後者를 體表內臟反射라고 하여 여러가지 영향을 하고 있다.

이와같이 內臟 그밖의 深部와 體表面과의 關係는 古來 針灸界에서는 漠然히나마 알고 있었는 모양으로 이런 反應點을 經穴로하여 診斷이나 治療에 應用해 왔다. 또 이상 얘기한 가운데 經穴 以外의 것은 最近 高木教授, 후네케博士 松求教授 및 著者등의 發見에 의한 것이다.

針이나 灸의 生命은 이러한 點들을 治療場 즉 經穴로하여 여기에 適正한 刺激을 주는 것인데, 그럼 대체 穴의 깊이는 얼마마한 것인가를 물으면 全然 모르고 있다. 다만 지금까지 알려진 것은 高木教授가 壓反射의 受容器를 皮內에 있어서 發見한 것이라던지. 著者가 皮內針法을 發見한 經緯가 皮膚의 극히 表面에 이러난 「가렵다」는 刺激에 의해 여러가지 現象을 發見한 것이라던지 사마귀에 刺針해서 劇的効果를 얻는 것등에 의해 생각할 수 있는 것은 穴이라 하는 것은 어느程度의 깊이는 있을지 몰라도 뜻밖에 가까운 곳. 즉 大部分은 皮膚에 있는 것은 아닐까. 또 모든 知覺神經의 受容器가 皮內에 密集해 있는 것을 생각하더라도 그렇게 생각된다.

또 아픔, 저림, 純痲, 노곤하다고하는 여러 症狀에 對해 어느 것이나 皮內針이라고하는 劃一的 方法으로 効果가 있다는 것에 혹은 疑問을 갖었으리라 믿는다.

이에 對해 著者는 다음과 같이 생각한다. 즉 疾病이란 生體의 一

部가 健康이란 線에서 벗어난 狀態로서, 그것이 純痲이건, 저린것이건, 아픈것이건 여하튼 病이란데는 변함이 없다. 고로 이것을 본래의 健康線까지 끄러 올리면 되는 것이니까. 어쨌던 그 方法은 마찬가지라도 좋다고 할 수 있을 것이다.

또 內臟疾患에 의해 皮膚面에 나타나는 여러가지 變化는 아마도 單一한 것이리라 생각한다. 예를 들면 肺結核, 喘息, 肋膜炎, 肋間神經痛이나 감기등에 의해 胸部나 背部에 나타나는 壓痛은 病의 輕重에 따라 그 程度에 大小가 있더라도 나타난 位置는 달라도 壓痛은 어디까지나 壓痛이라는 데에는 변함이 없다.

故로 아픔에도 마비에도 저림에도 다같이 皮內針으로 좋은것이 아닐까. 다만 씨―쏘現象理論에 의해서 反對理象이 있는 部位에 强刺激을 주어 바란스를 調整한다는 것이 큰 手段이 되는 것이다.

또 各論에서 說明하지 못한 個所가 있기에 補充해 본다.

5의 腰痛, 6의 坐骨神經痛에서 腱反射에 對해 잠깐 말했으나, 이 腱反射야 말로 診斷 및 治療上 가장 重要한 것이나. 腱反射은 普通方法으로 좋으나 膝蓋腱의 外, 아끼래스腱과 膝蓋上部의 3個所에 행하는 것으로 健康體나 腦背髓에 關係없는 사람은 膝蓋骨下의 조금 凹한 곳을 두들겨 조금 反射하는 程度이나 이것이 極端히 뛰어 나오는 수가 있어, 심하면 膝蓋上이나 아끼래스腱에도 나타나는 일이 있다. 이런 것은 어느 것이나 腦나 背髓에 異常이 있다는 것을 意味하는 것으로 생각된다.

腦에 關係있는 것은 小는 不眠症, 神經衰弱에서 大는 腦溢血에서 精神異常까지 있고, 背髓關係는 가리에스, 背髓炎, 重症헤르니아等이다.

普通의 腰痛이나 坐骨神經痛에는 腱反射의 異常亢은 없는 것인데, 自覺的으로는 腰痛이나 坐骨神經痛에도 그것이 腱反射가 뚜렷히 亢進하고 있으면 우선 背髓性 疾患일 것이라고 일단 疑心하고 愼重히 取扱하지 않으면 안된다. 이런 경우, 예를 들어 患者의 要請이 있더라도 末稍部에 施灸나 痛針은 絶對로 避함이 좋다. 이런 것을 無視하고 失敗한 實例로 腰拔(허리가 빠진)한 것을 著者는 數百名 보고 듣고 했다. 著者의 兄은 坐骨神經痛의 診斷下에 主治醫의 권유로 溫泉療法을 행하고 腰拔이 됐고 1926년 봄부터 1958년까지 實로 32년의 긴 歲月을 腰拔인채로 病床에서 苦吟하다가 死亡했다. 兄의 病은 腰拔이 되고 2년 있다가 처음으로 背髓炎이라는 것을 알게 됐다. 앞에서도 말했지만, 背椎가리애스가 X線으로 發見된 때는 이미 第3期라는 것으로 미루어봐도 診斷과 治療는 愼重히 하지 않으면 안된다. 여하튼 腱反射의 異狀亢進이 나타나면 일단 注意할 일이다.

또 7膝과 足關節炎에서 잠깐 注意했지만, 여기에서는 손과 달라서 上體의 重壓에 의해 炎症이 일어나기 쉽고, 그 때문에 낫기가 어려운 것이다. 제일 위험한 것은 「좀 누워 있었더니 좀 좋아진것 같아 좀 걸을 수가 있어서 왔읍니다」라고 하는 것을 주의해야 한다. 이런 경우 著者는 治療를 일단 거절하기로 하고 있다. 「오늘은 치료할 수 없으니 일단 돌아 갔다가 다시 내일 와 주시요」라고. 이런 사람은 그냥 돌아가면 大部分은 惡化해서 아주 누워버리고 만다. 만약 치료를 해서 보내고 惡化되면 반드시 「치료가 나빴다」고 非難을 받는다. 전에 著者가 體驗한것은 多發性關節류마치, 53歲의 男子. 오래동안 病床에 있었는데 최근에는 좋아져서 집 둘레쯤은 살살 걸어다닐 수 있게 됐다고 하면서 30里길을 리아카를 타고 來院했다. 患者가 來院하기 위해 걸은것은 自宅에서 리아카를 탈때 까지와 本院의 玄關밖에서 待合室까지의 얼마 안되는 것으로서 日常 自宅의 둘레 보다는 훨씬 적었다. 그러나 불퉁 불퉁한 道路를 30里나 흔들렸었다. 著者는 治療를 거절했다. 患者의 아들이 本院 바로 앞에 살았었기에 「오늘밤은 거기서 자고 來日 걷겠거던 오도록」하며 治療를 바라는 患者를 그냥 일단 돌려 보냈다.

다음날 아침 와서 봐달라고 데리러왔다. 가보고 놀랐다. 患者는 全然 일어날 수 없을 정도의 아픔으로 괴로워하고 있었다.

著者는 前日 治療치 않고 보낸것이 옳았다고 생각했다. 患者는 일부러 왔는데 治療도 못받았다고 不滿스레 돌아갔으나 그러고 2개월 후 死亡했다는 報告를 받았다.

만약 이때 모르고 治療했다면 대체 어떻게 됐을까. 반드시 치료방법이 나빠서 그랬다고 不信을 받었음에 틀림없다.

이런일은 물론 偶然이며 극히 드문 일인지는 모르나 반드시 우연이라고만 말할게 아니라고 본다.

여러분 가운데는 「그런 일은 없다」고 할찌 모르나 그러나 이런 患者가 안오지 됐을때 惡化됐기 때문에 안온다고 생각하는 일은 적을 것이다. 著者는 醫師나 針灸師 그외의 治療를 받고 惡化한 患者들을 數없이 봐 왔다. 勿論 치료에 의해 惡化된 것이 아니고 어느 것이나 不注意에 의한 것임을 充分히 알 수 있었다.

또 전항에서 말한바와 같이 施灸에 비해 熱感이 없는 것이라도 조금 빗나가면 다시 말해 穴에서 벗어나면 매우 뜨겁다고 하는 現象이 있는것은 다만 漫然하게 施灸했을 때는 거의 눈에 띄우지 않는 것이겠지만 正確한 穴에 小灸를 하고 있으면 大部分은 알 수 있는 일이다. 다음에 皮內針 發明以來 10년을 맞게 되지만, 그間 著者가 劇的効果를 얻게된 것은 모두 一點治療였다는 것을 말해 둔다. 相殺作用이 있다는 것을 充分히 注意하기 바란다.

質疑應答

오늘까지 여러분이 보내준 皮內針에 對한 質問要旨와 答을 2~3列記한다.

問 弱刺激은 神經을 興奮시키고 强刺激은 沈靜시킨다는것이 針의 常識으로 되여 있다. 따라서 痲痺樣의 것에는 弱刺激, 疼痛이 있는 것에는 沈靜시킬 것을 目的으로 强刺激을 해야할 것이 아닌가.

그런데 皮內針과 같은 弱刺激을 神經痛患者에게 행한다면 오히려 아픔이 增加한다는 逆結果를 招來치는 않는지.

答 우리가 教育을 받을때도 역시 그렇게 배웠다. 그러나 그냥 神經이라는 것만으로 무슨 神經이 興奮했다가 沈靜했다가 하는지를 몰라서는 困難하다. 어떤 사람은 아픈 神經이니까 知覺神經이라고 하는이도 있다지만. 만약 그렇다면 아픔은 弱刺激에 의해 沈靜하는 것이고, 强刺激에 의해 오히려 아파진다고 하는것은 新人이라도 判斷되는 것이다.

또 弱刺激에 의해 交感神經이 興奮하면 副交感神經과의 바란스가 取해지니까 病도 낫고 아픔도 없어진다. 또 强刺激에 의해 交感神經이 沈靜되면 反對로 副交感神經이 優位가 되여 血管이 擴張되여 血流가 나빠지니까 아픔이 오히려 增加되고 病은 惡化되는 것도 쉽게 알 수 있을 것으로 생각된다. 따라서 質問의 件은 全혀 逆인 것이다.

皮內針은 弱刺激인 것은 틀림없으나, 一般 刺針法, 施灸法에 의한 刺激의 强弱이란 것을 정말로 알고 있는 사람은 적은 것일까. 例를 들면 雀啄術(작탁술)은 强刺激이라고 한데도 拔針法에 잘못이 있으면 目的인 强刺激이 않되고 오히려 弱刺激이 되어 버리는 것이다. 이런 것은 28 페-지의 拔針時의 注意란 곳을 조용히 읽어 보면 그 意味가 잘 알게 될 것이라 믿는다. 즉 여러분은 强刺激을 하고 있다고 생각할 뿐이지 實際는 그것이 弱刺激이 되고 있는 것은 아닐까.

問 皮內針은 軟해서 0番과 같이 가늘수록 좋다고 하는데, 2番 3番으로도 効果가 있는지에 대해 알고 싶다.

答 그것은 患者의 狀態나 刺針部位에 따라 多小 굵어도 지장이 없는 경우가 있으니까. 一括的으로 말할 수 없으나, 그러나 그것은 以上과 같은 경우에 限하는 것이지 一般的인 것이 아니다. 軟하고 가늘고 하면 누구나 어디에 찔러도 지장없이 効果를 얻을 수 있기 때문이다.

「大는 小를 兼한다」는 속담이 있으나, 皮內針의 경우에 限해 「小가 大를 兼한다」라고 말할 수 있겠다.

問 病이 深部에 있을 경우에는 針도 따라서 깊이 刺入하지 않으면 안된다.

그 때문에 針은 각각의 길이로 되어 있다. 우리들은 腰痛이나 胃神經에는 적어도 3cm以上 刺入하고 雀啄등을 행하여 성적을 올리고 있다. 그런데 皮內針과 같이 細針을 皮膚의 그것도 극히 表面에 찔렀을 뿐으로 雀啄도 안하고 効果가 있다는 說은 어쩐지 納得이 안된다.

答 病이 深部에 있으니까 針도 깊은 病所에 도달할 때 까지 찔러야 한다는 것은 아마 一部 사람들의 얘기라고 생각한다.

왜냐하면 만약 그것이 事實이면 深部의 병에는 長針以外이면 灸도 指壓도 電氣도 맛사—지도 一切 必要없다는 말이 된다. 정말 말도 안되는 소리이다.

그보다는 다음과 같이 물어주기 바란다. 즉 모든 病은 거의 皮膚에 反映한다. 體表에의 刺激은 거의 內臟에 反映하는 그 가장 顯著한 것은 蕁麻診이다.

즉 예를들면 魚나 肉이 腹部에 있을때 皮膚에 나타난다. 쓰페르크련注射는 반드시 皮內에 행하는 것이다. 그것은 아레르기는 皮膚뿐이고 皮下나 筋肉에는 나타나지 않기 때문이다. 이래서 대체로 皮內針이 深部에 영향하는 意味가 알게 되었으리라 믿는다. 전항에서도 말한바와 같이 冷凍植皮는 皮膚의 問題이며, 가렵다는것은 皮膚의 극히 表面에 일어나는 아레르기性이기 때문이다.

問 皮內針은 몇日쯤이 適當한가.

答 疾病의 狀態에 따라 다르기 때문에 斷定은 어려우나, 平均해서 가장 効果가 있는 것은 대개 2晝夜나 3晝夜쯤이다.

그것이 徐徐히 減退되여 一週日以後에는 5分之1쯤 되고 그것이 1개월쯤까지는 維持되는 것 같으나 대개 3∼5日쯤이 좋다.

問 우리들은 한가지 病에 대해서 적어도 數十個所에 刺針해도 여간해서 効果가 안오르는데, 某氏의 報告에 의하면 오랫동안 행해로 안낫던 膝關節이 단 一点一本의 皮內針으로 全治됐다고 하던데 단 一点으로 鎭痛된다는 것이 어쩐지 믿어웁지 않는데.

答 그럼 묻겠는데, 하늘에 나르는 새를 총으로 쏴 떨어뜨렸는데 총알을 20발 썼다고 하면, 그것은 마지막 한발이 命中됐다는 것이 되는데, 앞서 쏜 19발은 모두가 맞지 않았다는 것이 된다. 즉 19발의 총알은 헛 쏜것이 된다.

만약 최초의 한발이 命中되었다면 뒤의 19발은 쏘지 않아도 되지 않았겠는가.

우리들은 病을 治療하는데 1發的中하면 떨어지는 새처럼 눈에 보이지 않기 때문에 効果가 있었는지 없었는지를 모르기 때문에 필요없는 針을 찔렀었던 것이다. 조준이 正確했다면 단 한발의 총알로 끝난것처럼 治療도 조준을 定하고 행했드라면 一本의 針으로 끝날것이 아니겠는가. 某氏가 一本의 皮內針으로 効果를 얻었다는 것은 決코 이상한게 아니라고 본다. 그러나 實際로는 그렇게 마음대로 되는게 아니어서 결국 필요없는 針이 많아지는데, 그것은 하는 수 없는 일이다. 그러나 우리가 더욱 硏究해 간다면 1点治療도 決코 꿈으로 끝나는 것이 아니라고 생각한다. 貴下가 「數十個所에 행했어도 쉽게 낫지 않던것이」라고 했는데 만약 최초의 1개소로서 効果가 있었는데도 効果를 確認치 않고 자주 刺激을 주었기 때문에 전항에서 얘기한 바와 같이 相殺作用에 의해 애써 얻은 効果가 相殺되어버린 것은 아닐까.

어느 患者가 東京에서 日本針灸界의 大家라고 하는 先生에게 針을 맞던때의 얘기를 했는데, 그에 의하면 점잖게 脈診을 하고는 1本이나 2本째쯤「앗! 됐다.」싶은데 또 그다음 針때문에 도로 본래데로 됐다가 또 어쩌하다「됐다」싶은데 또 침을 노아서 본래데로 됐다가 하면서 1回治療에 적어도 50本쯤은 찔렀을 것이라 했다. 그때 때때로 脈을 보며 했는데, 그것을 每日每日 되풀이 했다고 한다. 그「됐다!」싶을때 針을 그만 두워 줬으면 싶은 때가 再三 있었다고 말하던 사람이 있었는데, 이런것은 정말 애써 간신히 얻은 効果를 相殺된 것을 모르고 刺激을 加하고 있던 것으로 생각된다.

전항에서와 같이 治療前, 自動運動에 의해 疼痛 기타의 狀態를 確認하고, 皮內針 一本 찌르거던 곧 自動運動 시켜서 治療前과 後를 比較해 본다.

이것이 治療의 秘訣이다. 某氏가 膝關節痛에 對해 단 1本으로 고쳤다고 하는것은 1本만 刺入하고 곧 自動運動을 시켰기 때문에 効果의 有無를 알았을 것이다. 만약 1本刺入後 自動運動도 시키지 않고 그냥 數本 刺入했다면 아마 効果는 못얻었을 것이리라.

問 仰臥位에서 側臥位로 옮기던지 기둥이나 椅子에 기댔다던지 또는 팔지나 팔목시계 등에 의해 일일히 變化하는 그런 不安定한 測定値가 대체 治療의 參考가 될까. 脈診같은 데는 그런일이 없는데.

答 著者가 脈診을 하고 있을때 이미 알게 되었던 것이 있는데 患者의 姿勢에 따라 極히 微少하기는 해도 脈狀에 變化가 일어난다는것을 알고 그 때문에 오히려 脈診에 自信을 잃어 버렸다.

또 知熱感度의 測定方法을 시작할 무렵, 이것 역시 不正한 姿勢나 팔목시계 또는 椅子에 기대이는 것에 의해 測定値에 차이가 생기는 것에 한때는 測定에도 自信을 잃을뻔 했었다. 그러나 追求해 가는 가운데 여하한 測定에는 壓右가 같은 條件으로 행해야 한다는 것을 알고 그 후부터는 機會있을 때마다 左右는 같은 條件으로 하도록 말해오고 있다.

前年 때때로 만나뵈온 高木教授로부터 이件에 對해 재빨리 指摘받아 또 今後의 研究方法에 對해 여러가지 教受를 받아 그에 의해서

硏究을 해나가는 사이에 이미 말한데로 놀라운 데—타를 얻게된 것이다.

質問과 같이 不安定한 測定値 云云은 脉診에서도 測定値에서도 病이 全治되지 않는限, 調整되지 않았다고하면 그야말로 큰 일이다. 우리들은 患者가 「鎭痛됐다. 기분이 좋아졌다」라던가, 測定値나 脉診이 正常으로 돌아오면 예컨데 그것이 一時的이라 하드라도 그것을 刺激의 適量으로 하는 것이다. 故로 仰臥位로 아팠다던지, 기분이 나쁠때 側臥함으로 해서 鎭痛이 되거나 기분이 좋아졌다가 하는 일은 患者를 取扱하는 사람이면 잘 알고 있을 것이다. 이와같이 되면 脉診도 測定値도 正常으로 돌아오는 것은 그것이 一時的이라 하드라도 오히려 當然한 것이다.

그런데 鎭痛이 되도 기분이 좋아져도 脉診이 正常으로 돌아오지 않는다는 것은 돌아오지 않는것이 아니라, 實은 脉診는 사람이 모르고 있었던게 아닐까.

問 經絡의 變動과 같은 疾病의 狀態를 보는 것은 知熱感度의 測定方法으로나 脉診으로나 되는데, 重要한 皮內針의 穴을 찾는데에 여전히 原始的인 손끝으로 해야만 되는 것인지. 電探器 같은 것으로 그런것을 척척 어떻게 안된단 말인가.

答 손끝으로 하는것이 原始的이란 그런 생각이 이미 잘못 생각한 방법이다.

弘前大學內科의 松永敎授는 壓診點을 찾는데 여러가지 機械를 쓰고 있으나 손끝만큼 正確한 것은 없다고 말하고 있다.

新摘하신바와 같이 電探器로 穴을 찾는다는 것은 勿論 될 것이라고 본다. 그러나 電探器에 나타난 것에는 穴 以外의 것도 나타나는 것이다. 金澤大學의 石川敎授의 皮電点과 같은 것은 穴이 아니라 疾病에 따른 反應點이라고 한다. 이와같이 穴以外의 良導點이 많이 나온다고 하면 손끝을 쓰지않고, 그것만이라도 믿을 수는 없는 것일까. 故로 가장 빨리 가장 정확한 손끝으로 찾는것이 가장 좋다고 생각한다. 단 전에도 얘기한 바와 같이 좀 눌렸을 뿐인 것을 갖고 그것이 穴이라고 定한다는 것은 안된다. 또 穴은 皮內針 專用의 것이 아니고 모든 針灸治療에 共通된 것이다. 다만 問題는 그 穴에 주는 刺激을 弱으로 하나 强으로 하나의 차이 뿐이다.

質問數는 이 數倍 있으나 내세울만한 것들이 못됨으로 以上으로서 代表的인 것으로 그만 두기로 한다.

後 記

이 가운데에서 가장 注意하지 않으면 안될 것은 正確한 穴의 찾는 法으로 다음은 刺法이어 針을 빼는 法이다.

그것은 穴이 벗어나면 效果는 얻어지지 않으며, 刺法이 나쁘면 一時的으로 듣는다 해도 뒤에 가서 오히려 惡化되는 수가 있다. 또 拔針法이 나쁘면 이것 역시 效果가 減少되기 때문이다. 여기에서 말하는 올바른 穴이란 책이나 圖등에 있는 몇寸 몇分 하는 것이 아니고 最高壓点을 말하는 것이다.

또 皮內針은 너무 많이 찌르는게 아니며 반드시 重點的으로 되도록 小數 찌르는 것이다. 왜냐하면 너무 많이 찌르면 相殺作用에 의해 애써 얻은 效果도 엷어지기 때문이다.

著者自身 20數年間 고생한 膝과 1年以上 激痛으로 괴로웠던 五十肩가 단1本으로 낫은 것이라던지, 그외의 劇的效果를 얻은 모든것이 불과 1本이나 2本의 皮內針이었다는 것을 생각하면 왜냐라는 것도 잘 알게 될 것이다.

그러나 너무 수가 적으면 營業上 미안해서 써―비스的으로 많이 놔준다는 사람도 있는데, 그렇다면 그것으로 좋다고하고 다만 自己自身만은 이 穴과 이 穴이 有效이고 나머지는 全部 써―비스 点이라는 것쯤의 自信은 갖어 주었으면 한다.

그러자면 뭐라고해도 이책을 몇번이고 되풀이 읽어 주기를 바란다.

다음은 針의 굵기의 問題인데, 어느 先生으로 부터 「皮內針도 初心者에게는 硬質로 굵은것이 찌르기 쉬울 것이다」라는 質問을 받았는데 이것은 크게 잘못 생각한 것이다. 普通針같으면 그래도 괜찮으나 皮內針은 組織內에 長時間 넣어 두는 것이니까. 太針이나 硬質針

으로는 皮內針本來의 局刺激이란 目的에서 멀어지기 때문이다.

먼저 皮膚란 外部로부터의 侵襲에 對해 매우 抵抗이 있으므로 굵으면 굵을수록 刺入하기 어려운 것이다. 故로 抵抗이 거의없는 0番針이 오히려 刺入하기 쉽다. 이것이 皮內針의 特徵이다.

마지막으로 「補」와 「瀉」에 對해 私見을 말해 본다. 이것은 元來 古典에서 나온것으로 現代醫學的으로는 무슨 말인지 모른다.

先年 어느 古典의 大家에게 「補瀉란 强弱이냐」고 물었던바, 「强이라던지 弱이라던지 하는 것이 아니고 補瀉는 補瀉이다」라는 對答이었다. 結局은 모른다는 얘기인 것이다. 그러나 나는 補는 弱刺激瀉는 强刺激이라고 생각한다. 따라서 特殊한 過敏體者를 除外한 正常體에 對해 皮內針은 弱刺激이며 補라고 생각하고 있다. 그것에 의해 實驗의 目的이 達成되고 있기 때문이다.

앞서에서도 말했지만, 낙은 조용히 빼고 그 자리를 곧 가볍게 문지르면 반드시 補(弱刺激)이 되고 急激이 빼고 針자리에 손을 대지 않고 그냥 놔두면 瀉(强刺激)이 된다. 이것은 刺入中의 테크닉이나 針의 굵기 깊이 보다도 뺄때의 速度와 拔針直後의 處理가 補瀉를 定하는 큰 結定點이라는 것을 잘 마음에 넣어 두어야 할 것으로 생각한다.

부록 : 소아침법

目　　次

第 1 章　小兒鍼이란

第 2 章 小兒科의 基礎知識

第 3 章　小兒病과 鍼治療

第 4 章　小兒鍼의 治效理論

第1章 小兒鍼이란

小兒鍼이란 普通의 毫鍼刺入에 依한 刺鍼法과 달리 輕微한 皮膚接觸刺戟을 主로한 特殊刺鍼法이다.

對象은 生後 20日程度에서 4～5歲程度까지의 乳幼兒이다.

그以上의 年齡이 되면 小兒鍼보다는 成人과 같은 治療을 하는 것이 좋을 것이다. 單「도一재」를 成人보다 極히 적게하는데 注意할 必要가 있다.

1. 小兒鍼의 槪要

a. 小兒鍼의 歷史

小兒鍼이 어느때부터 始作된 것인지는 明確하게 알수없다.

鍼灸古典에도 小兒病에 對한 記錄은 있으나 小兒鍼에 對하여서는 記錄을 볼 수가 없다.

大阪에 있어서 小兒鍼의 名家라고 불니우는 「四橋」의 藤井氏의 先祖藤井秀孟의 「鍼法弁惑」이란 書籍이 있다.

이 書籍은 230年前江戶時代中期의 元文元年(1736年)의 著書이다.

이 書籍에 對하여서 富士川游博의 「日本醫學史」에도 記載되어 있지 않은것 같다 「菅沼周寺」의 「鍼灸則」과 거의 서로 前後하여 出版되였든 것이다.

이 書籍에는 小兒鍼에 對한 記載가 있었다는 것이다.

藤井秀二博士가 所藏하고 있었으나 大平洋戰爭時에 燒失되고 겨우 寫本의 一部만이 殘存하고 있을뿐이다.

藤井秀二博士에 依하면 小兒鍼法은 黃帝內徑에서 말하는 「毛刺」와 相當하는 一種의 皮膚接觸鍼法이라고 한다.

大阪에는 前記 藤井氏 以外에 鍼의 中野라는 中野氏나 兎鍼의 岡

島氏라는 名家가 있다. 모두 100年 200年 或은 數10年의 傳統을 維持하고 있다.

大正期 까지는 以上의 諸家들에 依하여 小兒鍼이 獨占當하고 있는 形便이였으나 그後는 暫次普及이 되여 一般鍼灸師들도 앞을 다투어 이 方法을 取入하였던 것이다. 이와 같은 現狀에서 現在 大阪의 鍼灸師로서 小兒鍼을 利用하지않는 者가 없을 程度로 많이 盛行되고 있다.

b. 小兒鍼의 現狀

前述한바와 같이 小兒鍼은 大阪에 있어서는 大正末期에서 昭和初期까지 大端한 勢力으로 一般化되어 鍼灸師의 全部가 小兒鍼을 標榜하고 있다.

患者數도 小兒鍼이 全體의 50% 60%는 普通이며 80% 90%를 占하는 사람도 흔이 있다.

小兒鍼의 對象으로 되는것은 生後 20日頃에서부터 4~5歲까지의 乳幼兒가 大部分의 對象이 된다.

大阪에 오레 居住한 사람이면 幼時에 小兒鍼 施術을받은 經驗이 大部分 있을 것이다.

그러한 者中에는「疳虫」이란 말이 充分히 通用하며 乳幼兒는 疳虫鍼을 꼭 맞아야 한다고 생각하고 있다. 이러한 實情으로 夏期에는 百사람 가까운 小兒를 取扱하는 鍼灸師도 적지않다.

옛날에는 小兒鍼은 月初에 施術하는 것으로 되어있으나. 現在에는 日時를 不拘하고 常時 小兒鍼의 治療가 行하여지고 있다.

治療回數는 3回程度가 正常이며 每月定期的으로 行한다.

治療의 効果는 疳虫症에는 全部가 即効的인 것이다.

여러가지 小兒科疾患에도 奏效하고 또는 保健의 目的에도 많이 使用하고 있다.

如何間 月初에는 鍼灸士의 施術室에 5人이나 10人의 小兒 患者를 보지 않는때는 없을 것이다.

小兒科가 發達하고 保健所의 指導가 徹底한 오늘날이라 할지라도 小兒鍼治療의 絶對數는 增加一路에 있는 現狀이다.

2. 小兒鍼의 種類와 手技

a. 小兒鍼의 種類

小兒鍼의 種類는 大端히 많으며 各個 그 名稱을 列擧한다면 數 10 種에 達한다. 術式에서 다음의 4가지로 大別할 수가 있다.

1. 接觸鍼類, 鍼灸를 皮膚에 약간 接觸을 하기爲하여 考案된 것.
2. 摩擦鍼類, 皮膚를 摩擦하기 爲하여 考案된 것.
3. 切皮鍼類, 皮膚를 輕하게 切膚하여 若干의 瀉血을 하기 爲해 考案된 것.
4. 刺入鍼類, 一般的인 毫鍼及 其他鍼

小兒鍼의 分類

1. 接觸鍼類
   - 單入鍼
     - 1本鍼
     - 楊子鍼
     - 스프링式單入鍼
     - 振子式單入鍼 유리管과 金屬管(フリコ式)
   - 集毛鍼
     - 三本立부터 10本立程度까지비鍼(ホーキ針)
     - 松 葉 鍼
     - 스프링式集毛鍼 大,中,小
     - 藤井式双管鍼
   - 錐 鍼
     - 三角鍼
     - 平 鍼
     - 槍 鍼
     - 圓利鍼

2. 摩擦鍼類
   - 搔 鍼
     - 두더지손(モクラの手)
     - 熊 手
     - 스픈鍼
   - 長刀鍼
   - 輪 鍼
   - 오뚜기鍼(タルマ針)
   - 화 분 鍼(バチ針)
   - 車鍼(齒車의 大小木製金屬製)

3. 切皮鍼類
   - 兎 鍼
   - 搔 鍼(鋭角인것)
   - 三陵鍼

4. 刺入鍼類
   - 皮內鍼
   - 毫 鍼 8分～1寸6分 0號～5號

單入鍼

左에서 · 一本鍼 · 楊子鍼 · 圓利鍼

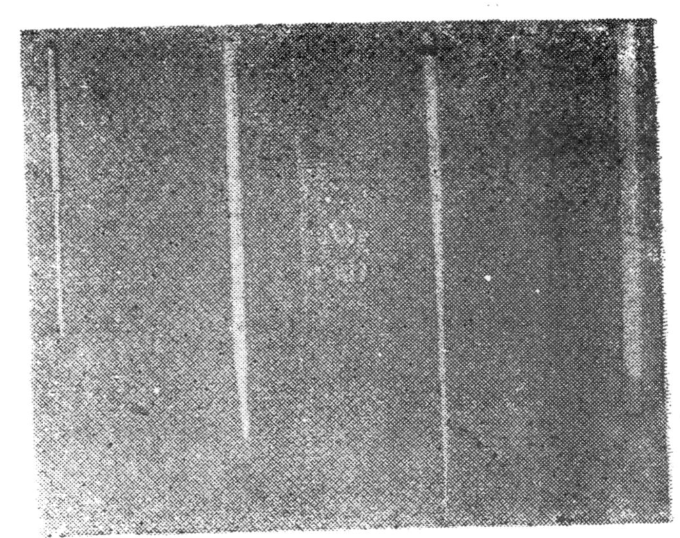

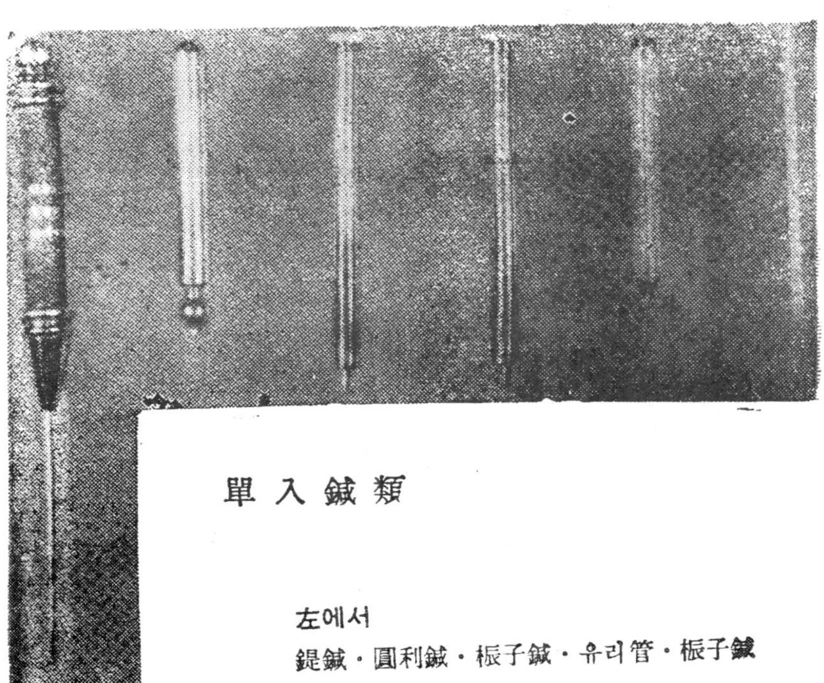

單入鍼類

左에서
鍉鍼 · 圓利鍼 · 振子鍼 · 유리管 · 振子鍼

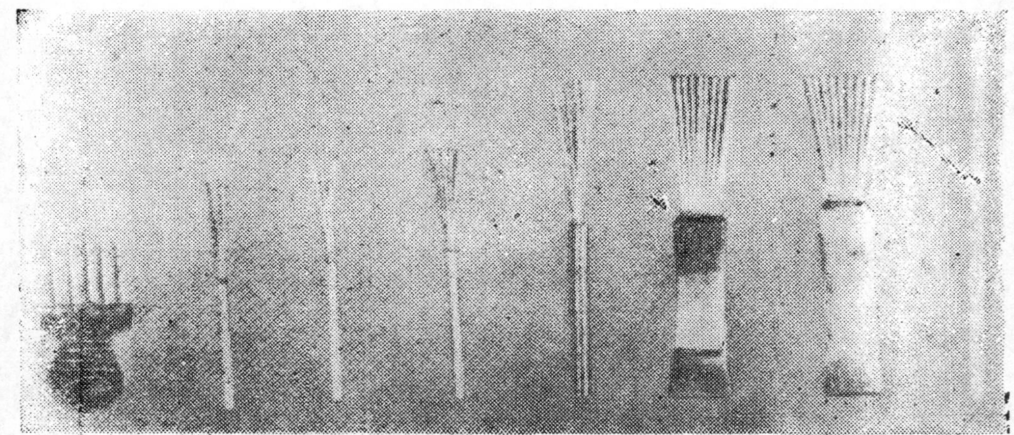

集 毛 鍼 類

左에서
松葉鍼・集毛鍼10本立・同3本立・變形集毛鍼

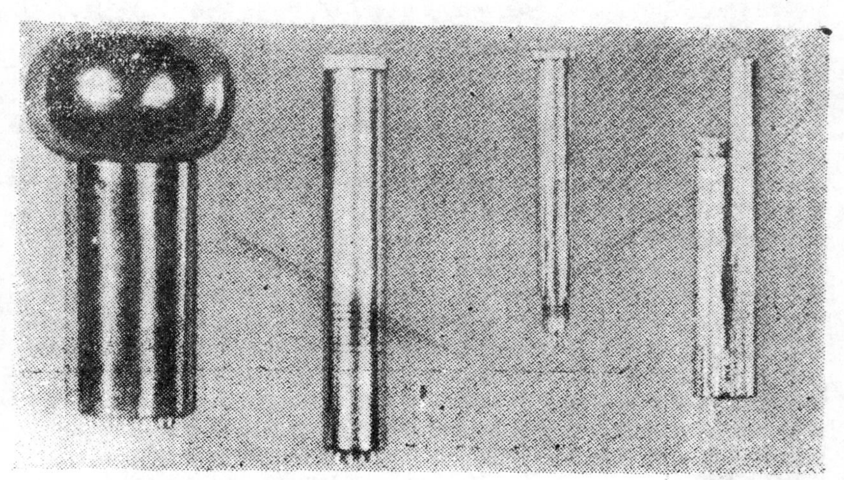

스프링式集毛鍼類

左에서
大・中・小의 集毛鍼, 藤井式双管鍼

接觸鍼類
左에서
鍉鍼・平鍼・三角鍼

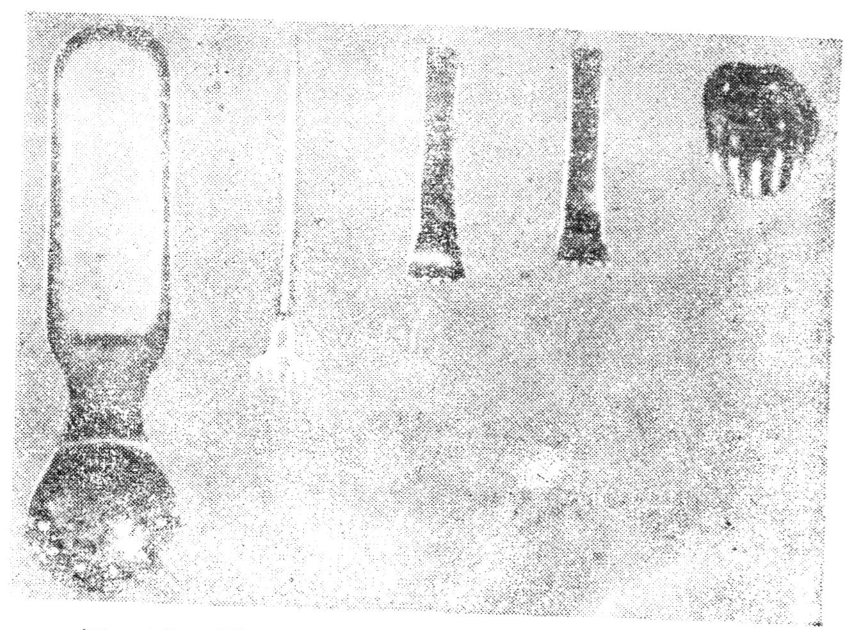

搔鍼類
左에서
스픈形搔鍼・搔鍼・古代搔鍼・두더지손

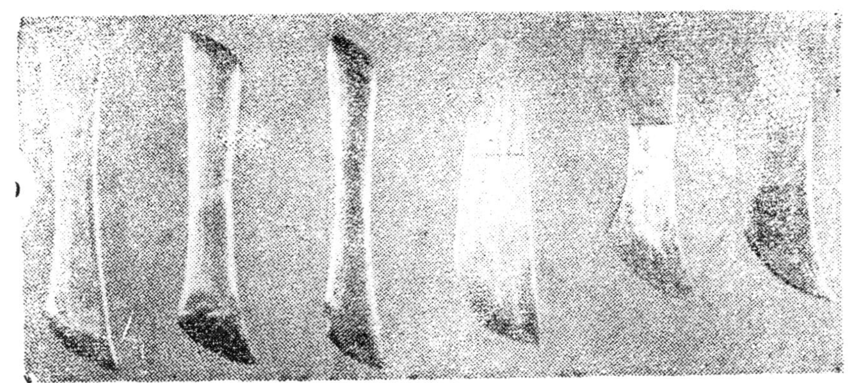

摩擦鍼類

左에서

各種長刀鍼

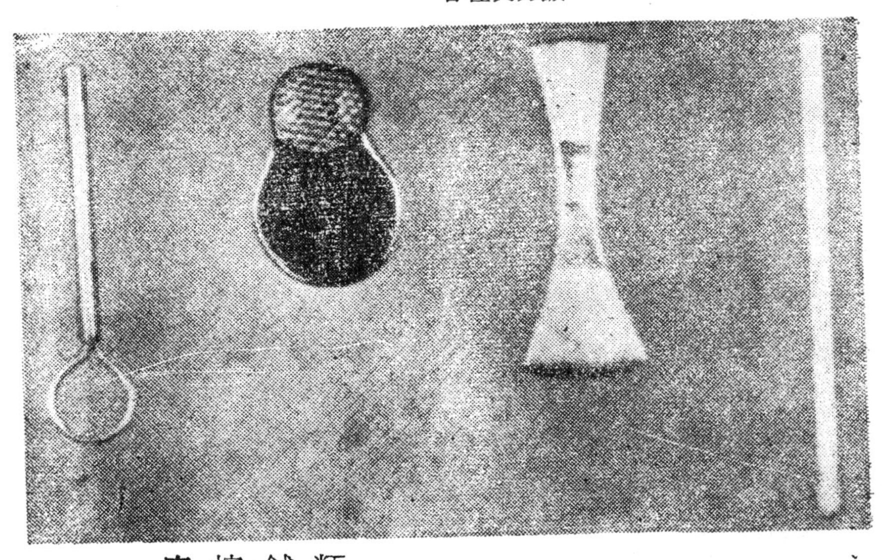

摩擦鍼類

左에서

輪鍼・오뚜기鍼・화분鍼

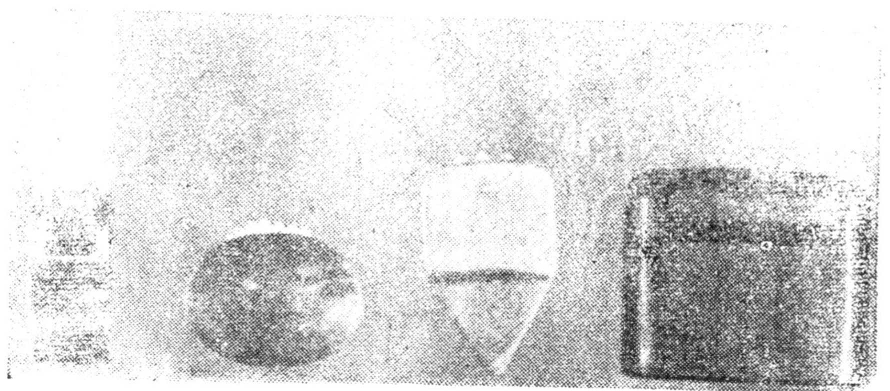

摩擦鍼類

左에서

各種車鍼

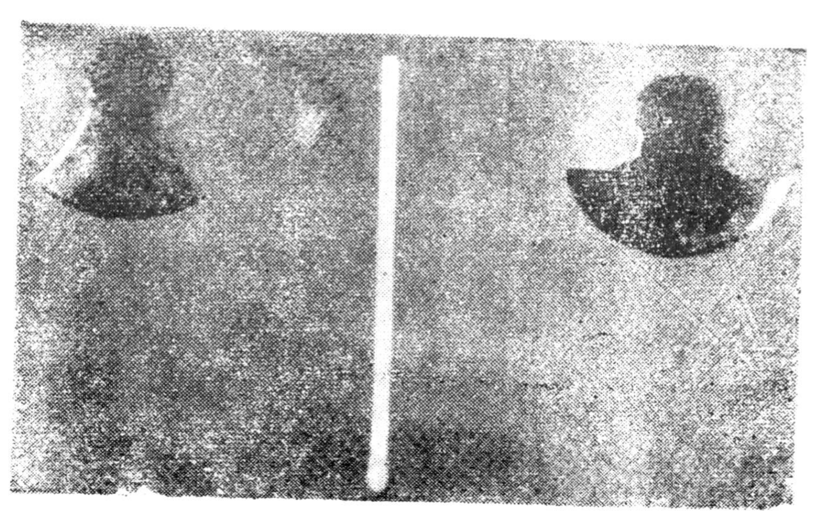

皮切鍼類

毛 鍼

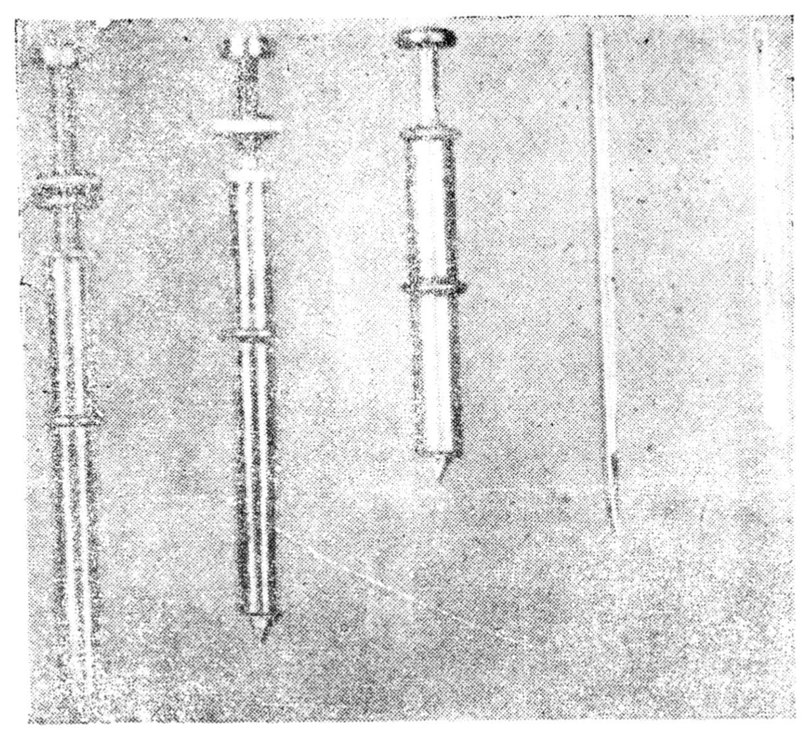

三 稜 鍼 類

左에서
스프링式三稜鍼 大・中・小・指端用三稜鍼

b. 小兒鍼의 手技

1. 接觸鍼法

이 方法은 小兒鍼의 가장 一般的인 方法이다.

이것은 古典에서 말하는 毛刺로서 輕하게 皮膚에 接觸만 할뿐 조금도 刺入은 하지 않는다.

普通으로는 毫鍼을 使用하나 其他 이것과 類似한 松葉鍼 集合鍼 突鍼等이 使用되고 있다.

毫鍼으로 接觸하는 方法을 말하자면 毫鍼의 鍼體를 母指와 示指間으로서 잡고 鍼尖을 조금 내놓고 손목으로서 加減하면서 直角으로 皮膚에 댄다.

刺戟의 强度는 鍼尖을 「내는것」과 「닿게하는것」으로서 加減한다. 손목을 떼는듯이 하며 「리스미가루」하게 速度를 加하여 移動시키면서 施術한다.

이 方法의 秘訣은 鍼尖이 皮膚에 닿았을時 뛰는것과 같이 反動的으로 하는 것과 그의 速度에 있다.

鍼尖을 내놓고 그대로 移動하며는 皮膚에 傷處가 생기고 刺戟이 너무 强하게 되기도 한다. 刺戟部位를 移動할때에는 약간 기우려서 鍼尖을 닿게하는 것이있다.

以上과 같이 注意한다면 傷處를 입힐 念慮는 없다.

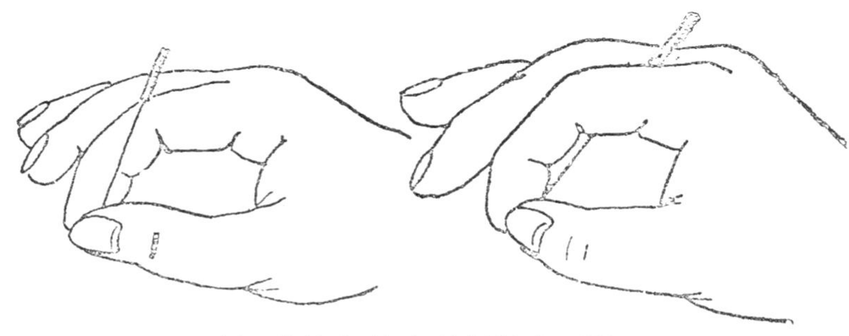

(1) 毫針에 依한 接觸鍼의 手技

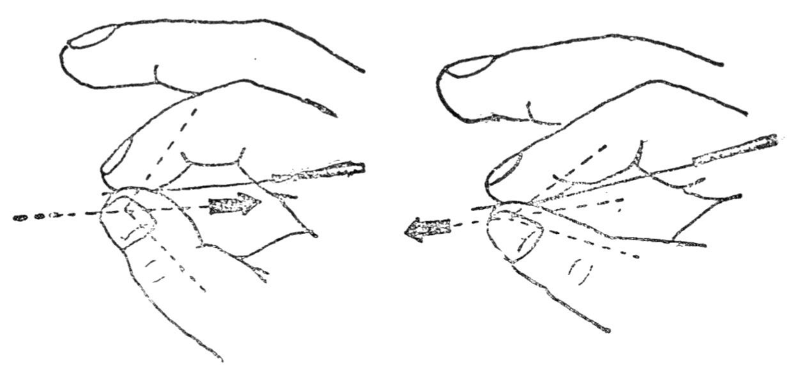

(2) 毫鍼에 依한 接觸鍼의 手技

(3) 毫鍼에 依한 接觸鍼의 手技

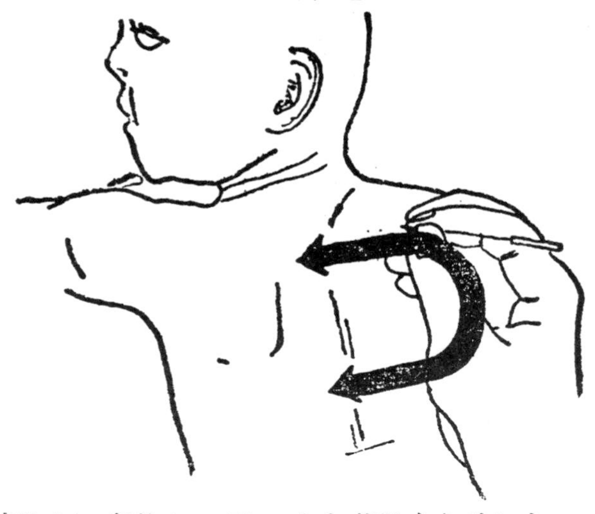

이 方法은 一般的으로 別로 많이 使用하지 않는다.

鍼柄을 右手로 쥐고 刺戟部位에 鍼을 横으로 눕혀 左手의 示指로 鍼尖을 가볍게 눌르는 同時에 右手로 鍼柄을 若干 미는(押)것 같이 하는 接觸法도 있다.

(4) 毫鍼에 依한 接觸鍼의 手技

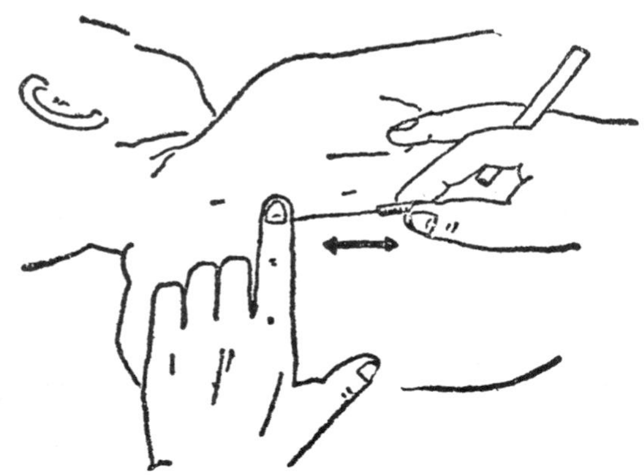

松葉鍼이나 集毛鍼으로 毫鍼法과 大體로 같은 要領이다.

最近 金屬管이나 유리管中에 毫鍼을 넣어 鍼柄側에 무거운것을달어 振動시킬때마다 鍼尖이 유리管 (又는 鍼管)에서 適當히 나와 皮膚에 接觸을 한다. 스프링式도 있다. 이것을 單入鍼이라 한다.

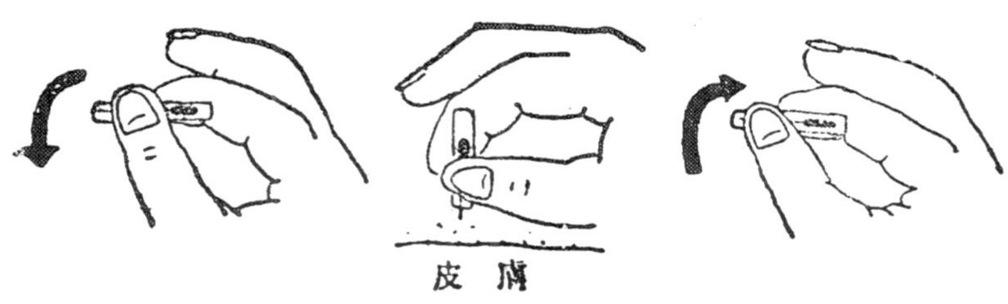

유리管 振子單入鍼의 手技

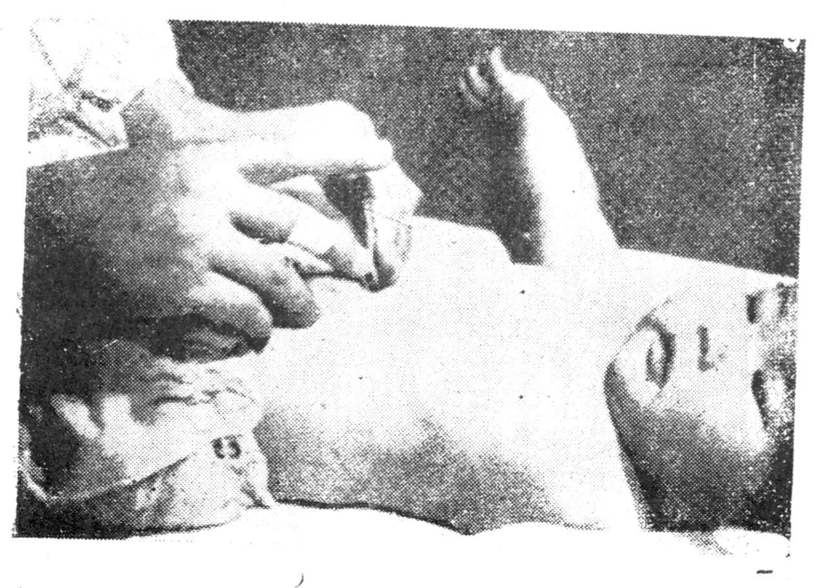

스프링式單入鍼은 腹 背部 四肢等의 經穴을 選定하여 한번식 개볍게 눌러가면서 施術한다.

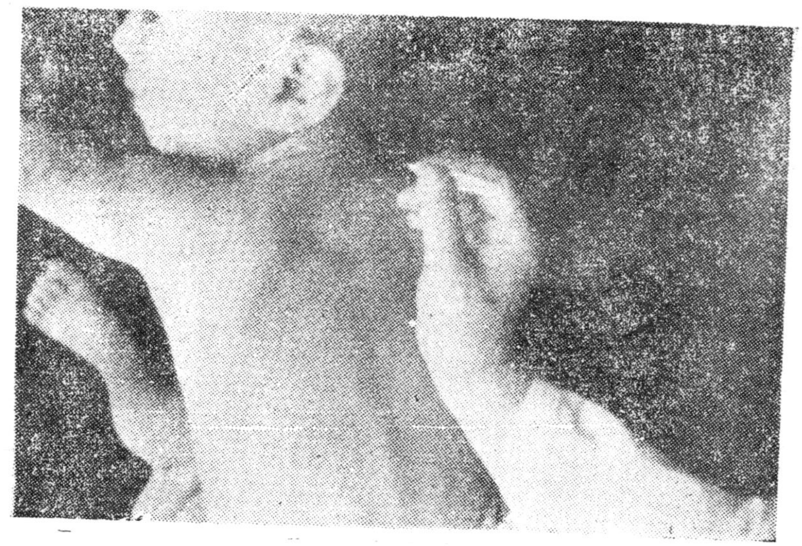

接觸鍼 (平鍼)의 方法

接觸鍼은 廣範圍로 輕하게 皮膚를 刺戟하며 施術한다.

平鍼은 鍼尖을 輕하게 皮膚에 接觸하면서 施術해간다. 痛症을 別로 느끼지 않을 程度로 速度를 加하여야 한다.

員利鍼은 頭部 四肢等에 經穴을 選擇하여 接觸한다. 恒常 中指를 가지고 尖端을 支持하며 刺戟을加減한다는 것이 秘訣이다.

員利鍼의 方法

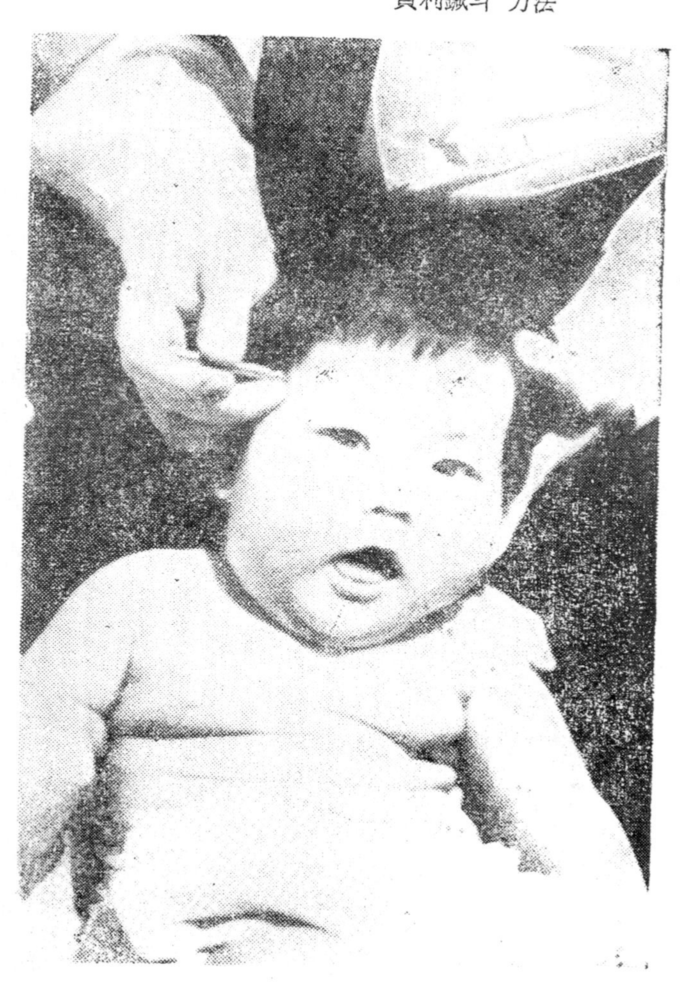

3 本立集毛鍼을 施術하는 것 集毛鍼은 指先으로 鍼尖을 支持하고 刺戟을 加減해가면서 꼭 小鳥가 모이를 집어먹는 것과 같이 빠른 速度로서 皮膚에 接觸을 加한다.

3本立集毛鍼의 方法

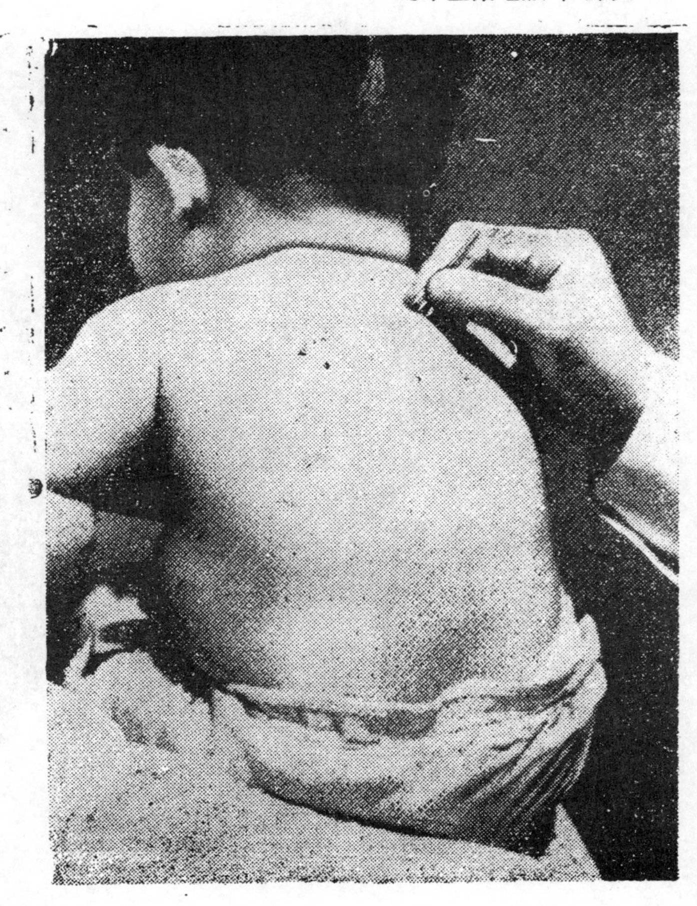

集毛鍼(松葉鍼)

松葉鍼은 頭部의 皮膚接觸을 行하기에 좋다. 다른 集毛鍼과 手技는 同一하다하겠으나, 頭部等毛가 密生하고 있는 곳에 適當하다.

松葉鍼의 方法

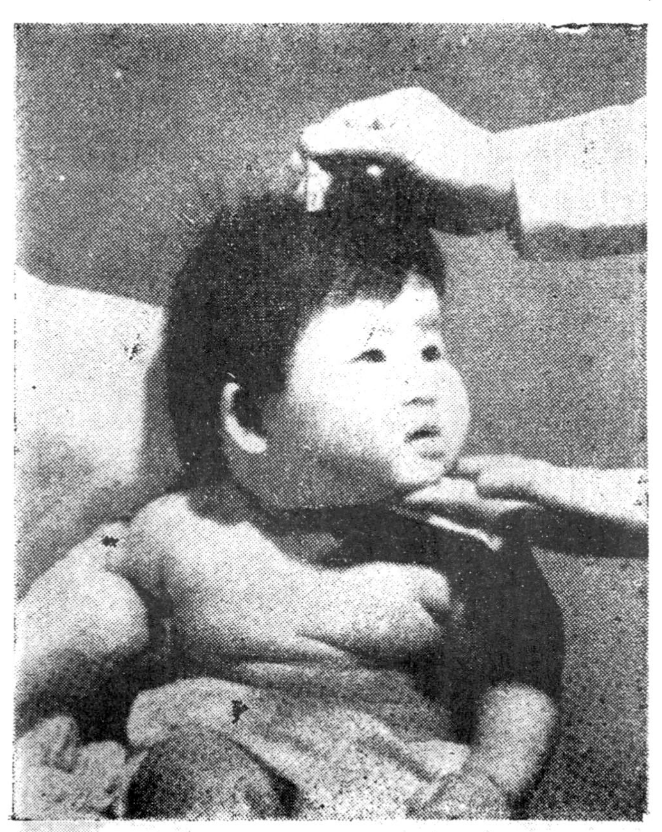

ii. 摩擦鍼法

板狀으로 薙刀形의 것이나 扁形같은 것等으로 皮膚를 摩擦하는 方法도 大端히 많이 施術되고 있다.

主로 肩背部와 같이 比較的 緊張하고 있는 딱딱한곳에 適當하다.

施術은 輕하게 摩擦을 하는 것이나 刺戟을 强하게 할 必要가 있을 時에는 鍼을 直角으로 皮膚에 닿게한다.

또한 刺戟을 弱하게 할때에는 옆으로 눕히는 것과 같이 하면 된다.

鍼刃가 直線方向이 될때 皮膚를 切皮 할때가 있으므로 注意할 必要가 있다.

또 皮膚가 弱한 者에게는 擦傷이 될때도 있으므로 이것도 注意를 要한다.

이 方法의 秘訣은 皮膚에 輕하게 接觸한다는 것과 너무 눌러서는 않된다.

左手로 皮膚를 摩擦方向과 反對方向으로 輕하게 당기는것같이 하면 皮膚가 緊張해서 操作하기가 쉽다.

刺戟量의 基準은 皮膚가 붉게 될 程度로 한다.

搔鍼의 手技

搔鍼는 搔痒한 곳을 긁는 要領으로서 輕하게 긁는다.

小兒의 皮膚가 붉게 될程度로하며 主로 背部, 腹部, 胸部 四肢等에 施術한다.

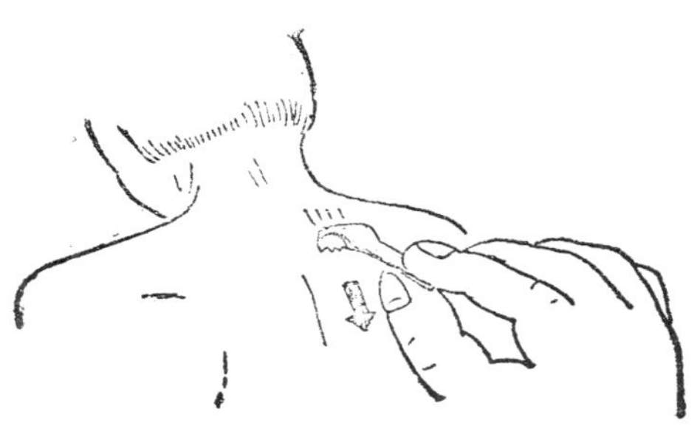

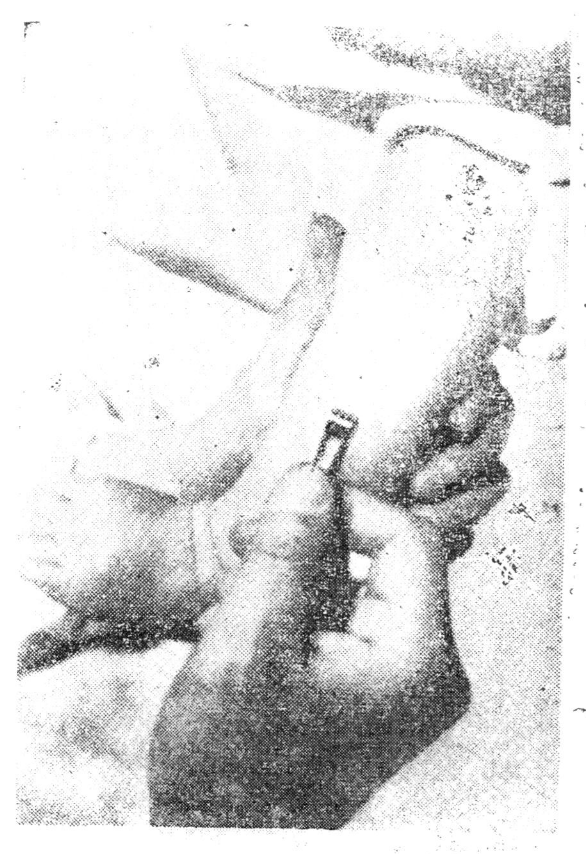

搔鍼의 方法

長刀鍼의 方法

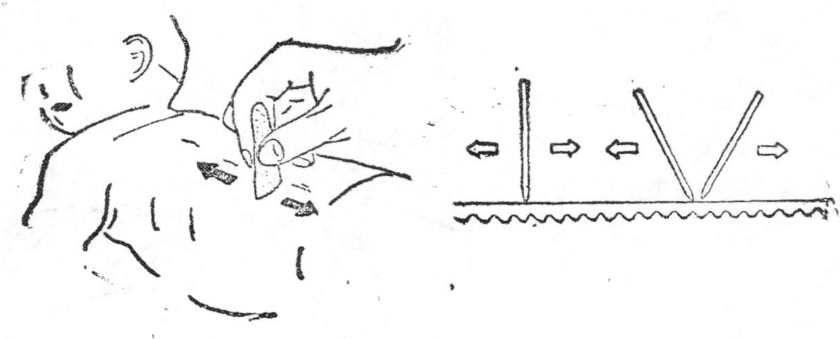

鍼의 平面에 直角方向으로 皮膚를 輕하게 摩擦하는 鍼刃의 厚薄及 鍼이 皮膚에 對하는 角度에 따라서 刺戟의 强弱을 加減할수가 있다.

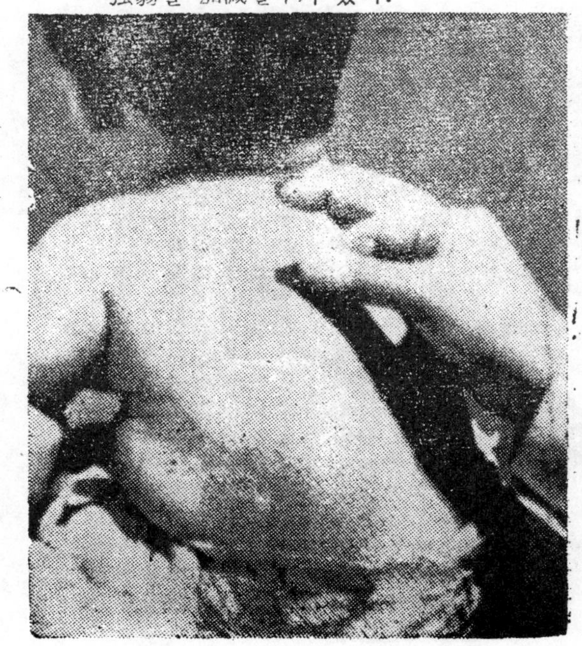

輪鍼도 輪으로된 金屬으로 皮膚를摩擦한다. 要領은 長刀鍼과 같다.

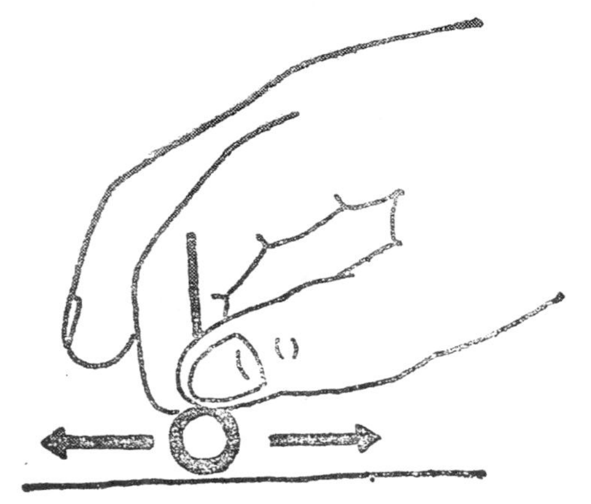

다루마鍼도 輪鍼과 別 差가 없다.

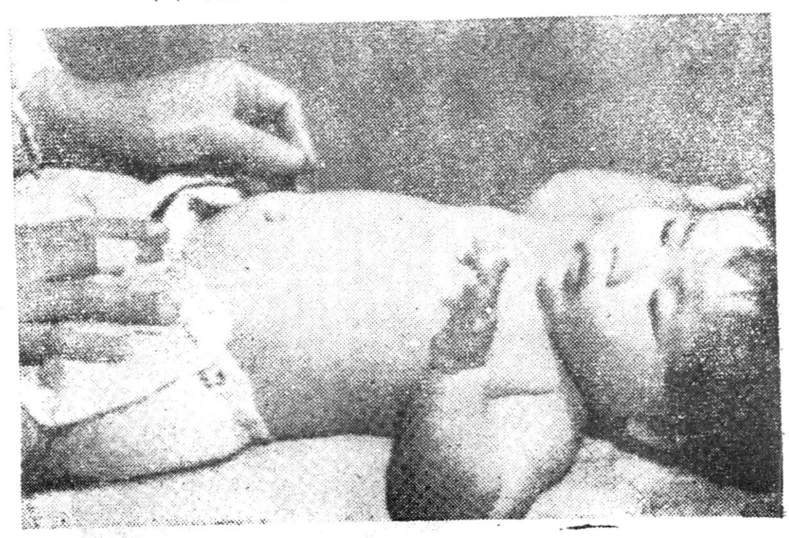

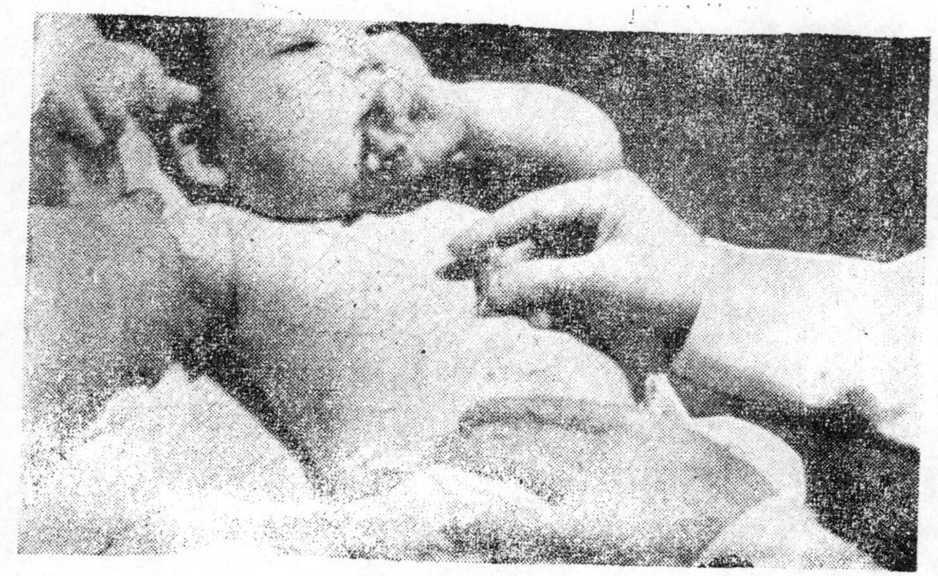

화분鍼의 方法

화분 鍼의 上下에 따라서 摩擦의 强度가 달라지므로 刺戟의 加減을 할 수 있다.

要領은 他摩擦鍼과 同一하다.

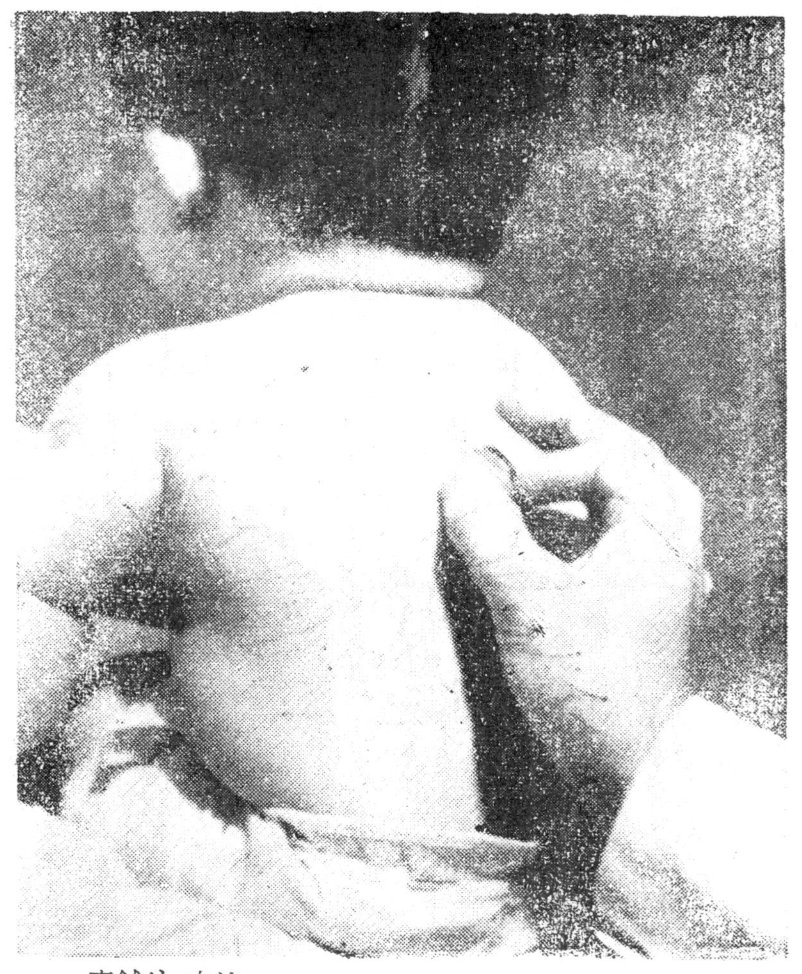

車鍼의 方法

車鍼은 齒車의 回轉에 依해서 齒車의 齒가 皮膚에 刺戟을 주는것으로 皮膚의 發赤으로서 그 度를 알 수 있다.

iii. 切皮鍼法

이것은 特定한 部位 以外에는 그리 많이 施術하지 않는다.

施術部位는 主로 肩背部로서 긁는것과 같은 操作이다. 若干 피가 滲出하는수도 있다. 勿論 얼마간의 傷跡은 남는다. 鍼具는 摩擦用에다 刃가 붙은 것이나 熊手形과 같은 것이 使用된다.

切皮個所에 絆創膏와 같은 것을 貼附할때도 있으나 大體로 그대로 둔다. 그리고 肩背部以外 四肢末端에는 三稜鍼이 使用된다.

三稜鍼에 依한 方法

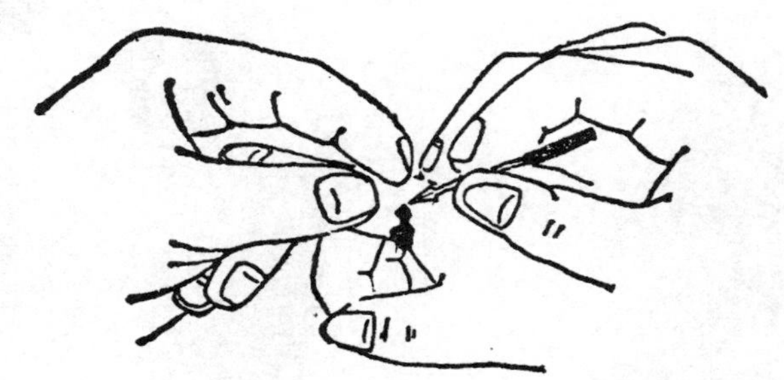

iv. 刺入鍼法

刺入鍼法은 成人의 毫鍼刺入法과 같이 管鍼法도 좋으며 撚鍼法도 좋다. 極히 淺하게 切皮하여 2~3分程度만 刺入한다.

이 方法은 一般으로는 接觸鍼法이나 摩擦法을 行한 다음 肩背,頸部, 腹部等에 單刺術로 行한다. 數는 적다고 하나 이 刺入法으로만의 施術을 하고있는 사람도 있다.

v. 藤井式双管法

圖와 같이 2本의 鍼管으로서 1本의 鍼管에만 毫鍼을 挿入하여 두고 빈鍼管을 두들기는 것이다. 鍼尖을 固定시키고 鍼柄이 回旋한다.

即 圓錐狀의 運動이 行하여지는 것이다. 一般的으로 거이 行하지 않고 있다.

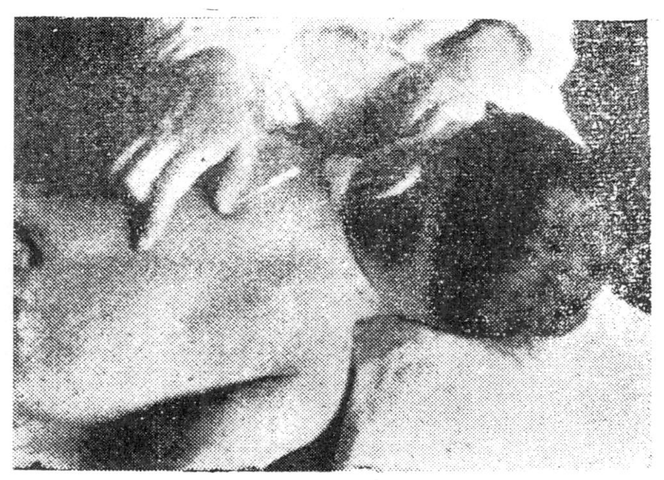

毫鍼에 依한 方法(肩背部)

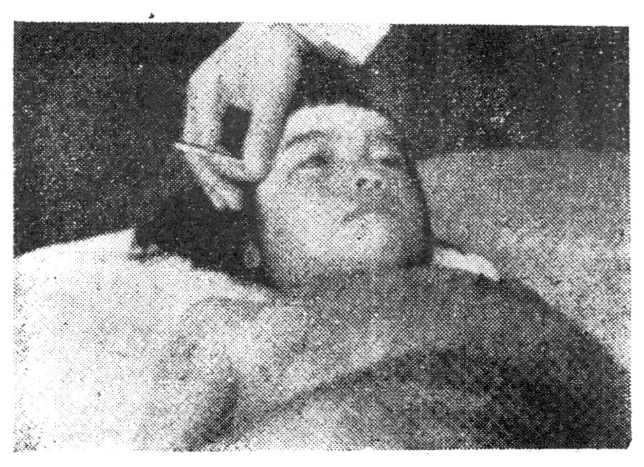

毫鍼에 依한 方法(頭部)

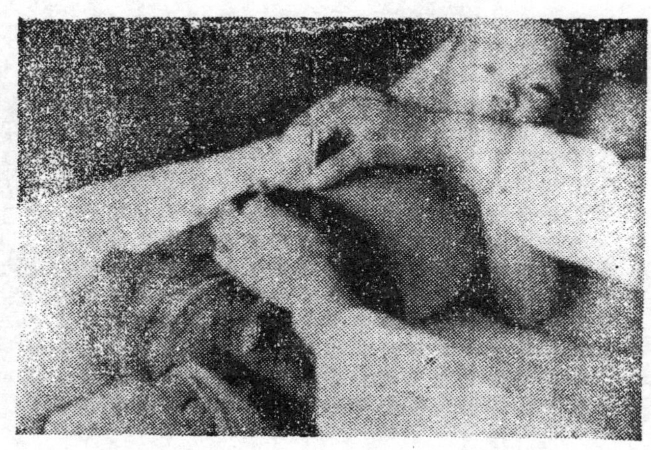

毫鍼에 依한 方法(腹部)

藤井式双管鍼의 刺鍼法

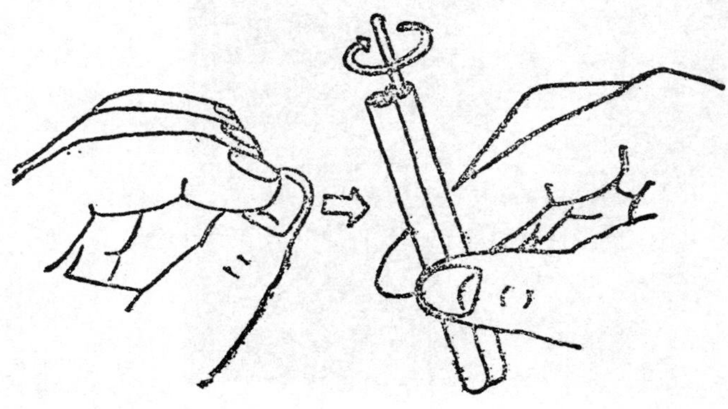

vi. 刺戟의强度와 時間

小兒鍼의 刺戟은 鍼具의 銳鈍이 關係한다. 여러가지의 銳鈍의 差가 있는 鍼具를 備置할 必置가 있다.

肩背部나 頸部에는 鍼尖이 銳利한것으로하고 약간 强刺戟한다. 胸腹部側頭部 手足에는 鍼尖이 銳利한 것으로 輕하게 行한다.

施術時間은 大體로 5分間程度로 施術部의 發赤, 或은 輕한 發汗等이 適量이라고 한다.

그러나 體質에 따라서는 發赤이 잘되지 않는 아이가 있으므로 注意하지 않으면 안된다.

一般的으로 말하여 小兒鍼은 「이런것」이라고 생각할 程度의 輕微한 刺戟에서 効果가 있는 것이다.

過重하지 않게 注意 하지 않으면 안된다.

c. 施術部位

施術部位는 頸部, 肩背部가 主가되는 것이다. 腰部는 特殊한 때 以外는 그렇게 많이 使用하지 않는 곳이다.

다음이 胸腹部 頭部 特히 側頭部, 手足은 前腕의 橈側, 拇指, 示指先端 下腿前面 及 足拇指先端等이다.

i. 頸 部

頸部에서는 때로 後頸部가 大端히 많이 使用할때가 있다.

頸部의 兩側으로 天柱의 附近에서 大杼近方까지 側頸部에서는 耳後, 耳下淋巴腺 耳下腺, 扁桃腺等의 腫脹에도 많이 使用된다.

後頸部는 鍼先이 날까로운 것으로 輕한 接觸法이 適合하고. 側頸部는 刺入法이 適當하다.

集毛鍼, 單入鍼, 接觸鍼等이 主로 使用된다. 小兒의 頸部는 짧으므로 摩擦鍼은 別로 行하지 않는다.

ii. 肩背部

여기에서는 肩部와 肩胛間部 及 若干下部가 主가된다. 肩部에서는 刺入法이나 切皮法의 使用이 쉽다.

特히 切皮法은 肩背部以外에서는 不適當하다. 搔鍼 長刀鍼 車鍼等의 摩擦鍼이 主로 使用된다. 單子式의 刺入鍼으로 行할때도 있다.

iii. 胸腹部

胸腹部는 皮膚가 柔하기 때문에 强한 接觸은 感覺이 나쁘므로 鍼尖이 銳利한 것을 使用하며 輕한 接觸法을 行하는것이 좋다.

iv. 頭 部

側頭部에 接觸法을 使用한다. 頭部는 頭髮이 있어서 感覺이 鈍하다. 鍼尖은 銳利한 것이 좋다.

3寸5番鍼을 4~5本合하여 鍼柄을 쥐고 頭部에 輕하게 接觸하는方法으로 施術하는 사람도 있다.

但 이것은 너무 어린이에게는 適當하지 못하다.

頭髮의 關係에서 集毛鍼, 接觸鍼이 主로 使用된다.

v. 體肢部

前腕撓側과 拇指先端 示指先端으로 鍼尖이 약간 銳利한것으로 接觸法을 行한다. 拇指先端 示指先端에서 點狀瀉血을 行할때도 있다.

下腿前側及 拇指先端에도 上記方法이 좋다. 手部 足部等의 末端에는 單入鍼 接觸鍼을 前腕 上腕, 下腿, 等은 摩擦鍼을 使用한다.

또는 末端井穴에는 切皮鍼을 行한다.

以上은 一般的인 小兒鍼의 施術部位라 하겠으나 術者에 따라서 肩背部를 中心으로 하는 者 四肢를 中心으로 하는 者等이 있다.

小兒의 病狀에 따라서 刺戟部位의 重點이 相違된다는 것은 當然한 것이다.

vi. 施術의 順序

特殊한 때를 除外하고는 다음 順序로 施術한다.

먼저 背部를 내여놓고 어머니에 안겨서 肩背部의 摩擦鍼接觸을行한다.

우는 아이에게는 젖을 먹여도 좋다. 摩擦鍼은 氣分이 좋은 것이여서 恐怖心이 있는 小兒라 하드라도 恐怖感이 없어진다.

다음 그대로의 位置로서 頭部, 項部等의 接觸鍼을 行한다. 이것이 끝나면 앞으로 돌려서 胸腹部의 摩擦鍼, 手足의 摩擦鍼을 行한다.

또는 適當히 單鍼도 混合하여 施術한다.

最後로 體肢末端의 接觸鍼을 行할 時에는 點狀瀉血等도 行한다.

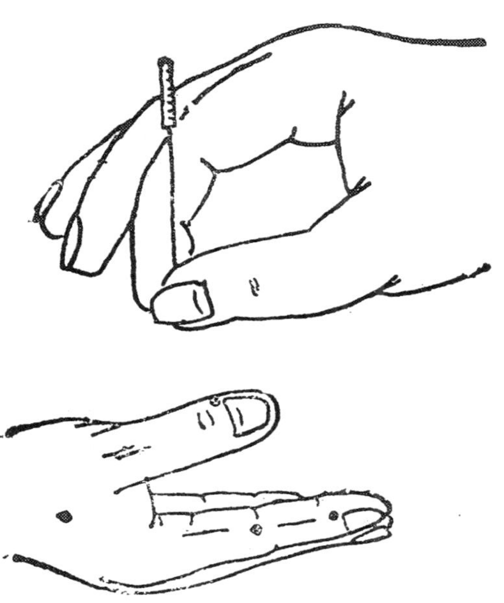

四肢末端에 있어서의 接觸鍼의 手技

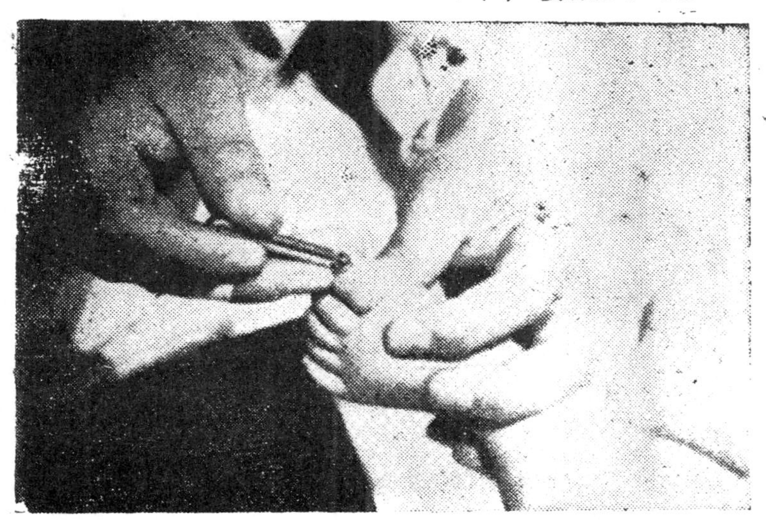

摩擦鍼과 接觸鍼을 行하는 部位

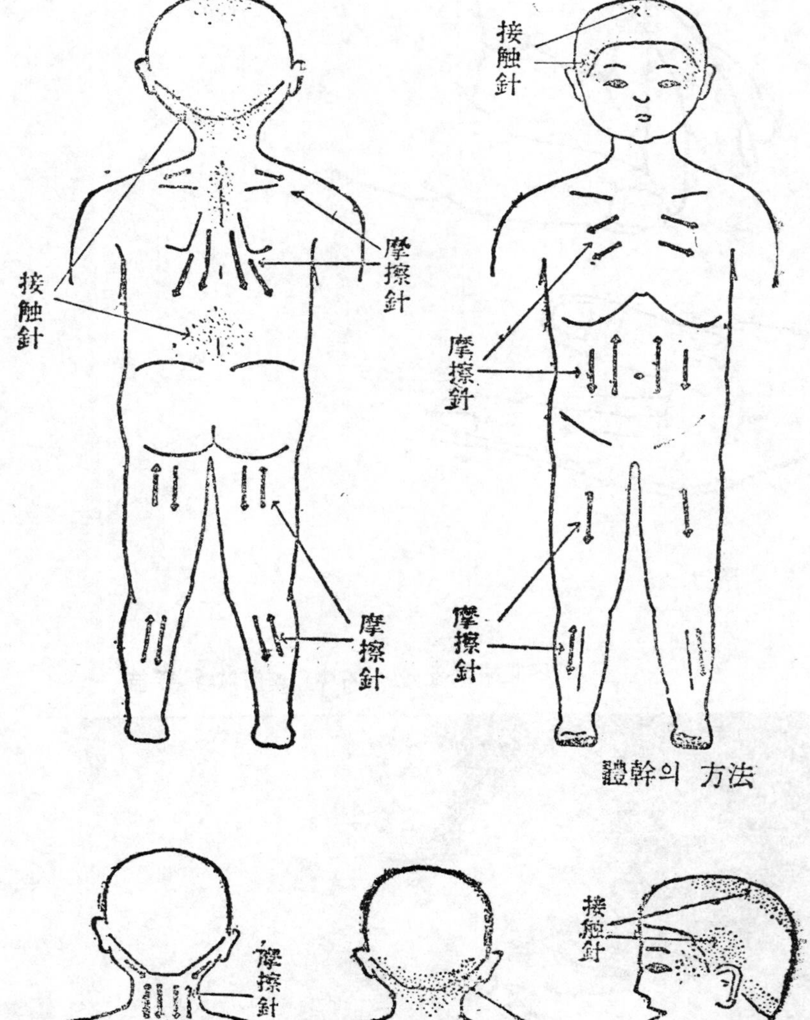

體幹의 方法

頭部의 方法 主로 接觸鍼法을 行하는 것이나 頸部는 摩擦法을 行한다.

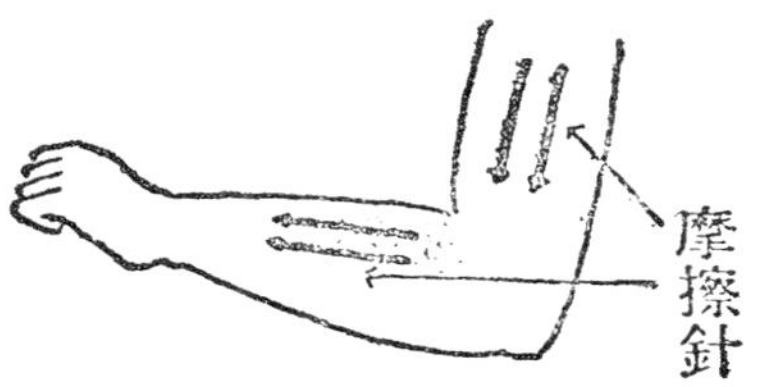

上肢의 方法

먼저 摩擦鍼을 行한 다음에 接觸鍼을 行하는것이 좋다.

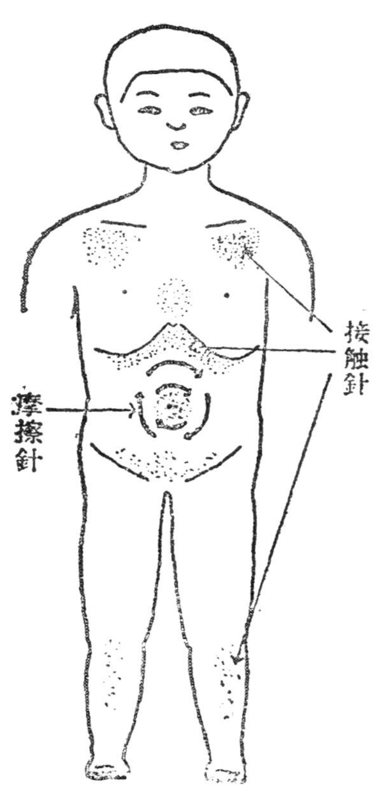

腹部는 摩擦鍼法을 行한 後에 適當히 接觸鍼法을 行한다.

胸部는 主로 接觸鍼法을 行한다.

胸腹部의 方法

小兒가 小兒鍼治療에 익숙해지면 혼자 寢臺에 눕혀놓고 腹部, 背部 胸部의 順序로 施術하여도 좋다.

小兒가 安心하고 施術을 받을수 있는 雰圍氣가 가장 必要한 것이다.

3. 小兒鍼의 適應

a. 年 齡

小兒鍼의 適應年齡은 大體 乳幼兒로 되어있다.

生後 20日頃에서 4～5歲까지가 가장 適當하다. 年齡이 그以上이라하드라도 不適當하다는 것은 아니다.

5～6個月에서 離乳期前後(1個年)의 成長이 가장 旺盛한 時期로 이 時期에 있어서는 身體的으로나 精神的으로 極히 不安定한 狀態에있다고 할수 있다.

이러한 時期가 所謂 疳虫症狀이 가장 많이 나타나는 때이며. 따라서 小兒鍼의 適應期가 된다고 할수있다.

男女의 性別에는 特別한 差異는 보이지 않는다.

b. 適應症狀

適應症狀의 第一은 即 疳虫症이다. 小兒鍼이 『虫鍼』이라고 하는 理由가 여기에 있다.

疳虫이라고 하는것은 俗으로 「疳이높다」든가 「疳이 强하다」라고 하는 것으로 小兒가 異常的으로 興奮하기 쉽게 되어있는 狀態다.

氣分이 나쁘다든가 적은 소리에 놀래고 就寢時에 눈을 뜨고 있고 奇聲을 내며 行動이 난폭해진다는 症狀等이다.

그러나 乳兒나 幼兒의 年齡에 따라서 症狀이 多少의 差異를 가지고있다. 이것은 小兒의 精神狀態와 發育程度에 關係가 있는 듯하다.

疳虫은 이와 같은 神經症狀뿐만 아니라 그것이 身體上에도 여러가지의 變化를 나타낸다.

먼저 顔面에 그것이 나타난다. 顔色은 一般的으로 靑白 눈매가銳

利하게되고 目尻이나 額에 靑筋(靜脈의 怒張)等이 나타난다.

眼球結膜은 靑色 眼瞼下垂 外鼻孔 鼻下의 發赤等이다.

其他 異味症이라하여 壁土를 먹고 爪를 뜯어먹고 손까락이 붓도록 빤다든가한다. 以上과 같이 小兒의 神經症이라고 할수있는 것을 疳虫이라 부른다.

사람에 따라서는 더 廣範圍하게 疳虫症狀을 넓혀서 解釋하고 있는 者도 있으나 妥當하지 않다.

上述한 疳虫症狀과 關連하여 小兒鍼은 여러가지 症狀에도 奏効하다.

結膜炎, 眼瞼炎, 鼻加答兒 扁桃腺炎 耳上腺炎 頸部淋巴腺腫 慢性氣管支炎 小兒喘息, 消化不良 便秘 下痢 夜尿症 濕疹等이다.

그리고 滲出性體質 虛弱體質等의 體質改善療法으로서도 優秀한効果가 있다.

이 以外에 포리오後遺症 吃音 顔面神經麻痺等에도 長期間 施術하며는 大端히 좋은 効果를 볼 수 있다

大阪에서 行하여지고 있는 小兒鍼은 小兒의 保健이나 疾病豫防의 目的으로 廣範하게 行하여지고 있다.

俗으로 「虫氣없이 자란다」라고 하나 小兒鍼을 實施하고있는 小兒는 心身모두가 均衡이 잡힌 發育을 하고 있는것 같다.

c. 不適應症과 禁忌

一般的으로 말한다면 有熱時나 細菌性疾患의 進行期에는 禁忌한다.

通俗的으로 「驚氣」라고 하는 全身痙攣은 小兒鍼으로 가장 速効가 있는 症狀으로 되어있으나 이것도 單純한 神經의 異常興奮에 依한 것과 便秘等일 때에 發症하는것은 좋으나 腦炎이라든가 極甚한 自家中毒症狀일때의 痙攣에는 施術하여서는 안된다.

小兒鍼을 行하면 發熱하든가 下痢를 하는 小兒가 있으나 이것은 小兒體質에 依할때도 있고 刺戟이 過重할때도 있다. 그리 念慮할것은 없으므로 治療를 繼續하여야 한다.

4. 治療上의 注意事項

a. 恐怖心이 强한 小兒에 對하여

小兒는 처음보는것에 恐怖心을 가지기 쉽다.

또 最近에는 大部分의 小兒가 病院에서 注射를 맞은 經驗이 있으므로 白衣를 着服하고있는 사람을 보면 恐怖感을 가지게 된다.

이것을 除去하다는 것이 先決問題이다.

이럴때는 어머니품속에 꼭안겨서 肩背部에다 조용히 摩擦法을 行한다. 그러는 가운데 小兒는 아프지 않다는 것을 알게되고 自然的으로 習慣이되어 恐怖心이 없어진다.

또 어머니를 떠러져 治療臺에 눕기를 무서워하는 小兒들이 있다.

이러한 小兒는 어머니품에 안겨 의자에서 施術하는것이 좋다.

그러나 刺入法에서는 寢臺에 눕혀 伏臥位를 取하는 便이 施術하기가 쉽다. 施術者의 態度나 治療室의 雰圍氣等도 勿論 重要한 것이다.

特히 鍼을 小兒에게 보이지 않게 하는것이 秘訣이며 그렇기 때문에 小兒鍼은 적을수록 좋다.

b. 生活上의 注意

말을 할수없는 乳兒가 배가 곱으면 夜泣할때가 있다. 이것은 젊은어머니에서 많이 볼 수 있고 지나친 育兒知識으로 因하여 授乳時間을 지나치게 嚴守하였기 때문에 乳兒는 배가 고파 울게된다.

때때로 適當한 助言을 해줄必要가 있다. 反對로 많이 주어서도夜泣하는 수가 있다.

또 母乳의 境遇는 人工榮養보담도 消化가 잘되므로 原則的으로 授乳時間의 間隔을 짧게할 必要가 있다.

또 母乳일때에는 授乳가 乳兒에 있어서 口唇이나 舌의 條件反射的인 作用 即 授乳癖이 붙어서 乳首를 떼면 우는 乳兒가 많이 있다.

授乳時間은 不規則的으로 되지않토록 注意할 必要가 있다. 可及的이면 時間的으로 授乳하는것이 좋을 것이다.

다음은 榮養一般的注意로서 먼저 重要한 것은 糖分의 多過가 되지 않도록 하는 것이다. 이것은 疳虫症狀과 大端히 關係가 깊다.

疳이란「疒」에 「甘」을 쓰는것과 같이 糖分의 過攝 即 血液「아치도스」가 되기때문에 일어나는 것으로 生覺된다.

實際臨床上 神經質인 小兒나 皮膚의 光澤이 없고 살결이 거치른 小兒 骨의 發育이 나쁜 小兒에게는 糖分의 攝取過度現狀이 많이있다.

또한 蛋白質 特히 鷄卵의 過食은 小兒가 神經質이 되기쉽고 濕疹 中耳炎, 等의 滲出性障害를 起하기 쉽고 極甚할 때에는 自家中毒症의 原因이 되기도 한다.

間食으로 쪼코레트를 좋아하는 小兒도 많으나 이것도 疳虫症狀者에게는 制限할 必要가 있다.

다음에 衣服에 對한것으로 小兒衣服을 몸에 꼭 끼이도록 입이는 者가 많으나 될수있는限 좀 餘裕있고 크게 입히는 것이 좋다.

下衣는 可及的 化學纖維를 避하여 가제나 木綿羅紗等으로 하는것이 좋다.

띠를 너무 꼭 잡아매면 下半身의 血行이 나빠져서 夜尿症의 原因이 되기 쉽다고도 한다.

또한 冬期에 양말의 고무줄이 强하여 모르는 사이에 凍傷이 될때도 있으므로 이것도 注意하여야 한다.

小兒를 업고 뛰며 흔든다든가 電車나 自動車를 오래탄다든가 길을 많이 걷는다든가하는것은 乳兒에 있어서는 極甚한 身體的 精神的 刺戟을 주므로 이러한 것들은 될수있는 限 避하는 것이 좋다.

以上과 같은 注意事項을 지키므로서 小兒鍼의 治効가 좋아지며 또한 이러한 것을 助言해 주는것이 小兒를 取扱하는 者의 責任이다.

c. 어머니에 對하여

小兒鍼治療에서는 어머니의 協力없이는 한거름도 前進하지 못한다는 것은 再論할 必要가 없다.

그러므로 小兒鍼의 올바른 理解를 시켜야하며 어머니로부터 術者는 充分한 信賴를 받어야한다. 어머니나 家庭에서 神經質的인 育兒法이나 育兒에 對한 家庭內의 生覺하는 것과의 相違는 疳虫(小兒神經症)의 重要한 原因이 된다는 것을 十分 理解해서 젊은 어머니들을 指導할 必要가 있다. 어머니를 啓蒙하기 위하여 小兒鍼의 팜부렛드를 發行하고 있는 鍼灸師도 많이 있다.

第2章 小兒科의 基礎知識

小兒鍼治療를 行하기 위하여서는 小兒科의 知識이 必要하다는 것은 두말할 必要도 없다.

小兒科의 詳細한 知識에 對하여는 專門書籍에 미루고 꼭 必要하다고 生覺되는 基礎的인 知識만을 論하기로 한다.

1. 小兒의 發育

小兒와 大人의 相違하는 特徵은 大人은 이미 成熟한 個體인데 對하여 小兒는 成長發育하는 個體인 것이다.

이와 같이 生覺한다면 小兒科의 對象이 되는것은 限없이 發育하는 人間이다. 即 新生兒, 乳幼兒 兒童 青少年으로 되는것이나 一般的으로는 新生兒, 乳幼兒, 兒童까지를 小兒科의 對象으로 하고있다.

小兒鍼治療는 主로 乳幼兒이며 그리고 兒童期의 始初가 그對象이 된다.

a. 身長 體重의 發育

小兒發育을 概觀하면 母胎內의 發育으로는 受精卵에서 出産까지의 體重增加는 約9億倍 出生時에서 大人까지의 體重增加는 15倍에서 20倍程度다 出生時의 身長은 約50cm 體重은 3kg가 一般的標準으로 되여있다 우리들은 臨床時 出生時의 體重을 알아두엇다가現在의 體重과 比較하여 그 小兒의 發育狀況을 알수가 있게 된다.

(1) 乳幼兒發育標準表(栗山, 吉永氏)				
年　齡	體　重 (kg)		身　長 (cm)	
	男	女	男	女
新生兒	3,060	2,950	49.4	48.5
半　月	3,210	3.170	52.1	51.3
1　月	4,000	3,800	54.5	53.6
2　月	5,210	4,920	58.1	57.1
3　月	5,970	5,610	60.3	58.9
4　月	6,660	6,150	62.1	60.8
5　月	7,270	6.700	63.8	62.8
6　月	7,670	7,040	65.5	64.2
7　月	7,940	7,350	66.9	65.5
8　月	8,220	7,690	68.2	67.0
9　月	8,440	7,970	69.4	68.4
10　月	8,700	8,210	70.6	69.5
11　月	8,920	8,470	72.0	70.5
12　月 (1歲)	9,170	8,690	73.2	72.0

(2) 幼兒發育標準表(栗山, 吉永氏)				
年　齡	體　重 (kg)		身　長 (cm)	
	男	女	男	女
1　歲	9,170	8,690	73.2	72.0
1歲半	10,110	9,460	77.7	76.2
2　歲	11,620	10,400	81.3	80.2
2歲半	11,920	11,350	85.0	84.0
3　歲	12,730	12,160	88.5	87.2
3歲半	13,550	12,930	91.9	90.5
4　歲	14,270	13,730	94.7	93.6
4歲半	14,990	14,500	97.5	96.7
5　歲	15,650	15,120	100.7	99.5
6　歲	17,050	16,560	105.6	104.6
7　歲	18,700	18,050	110.4	109.3

體重增加表

出生時부터 12個月까지

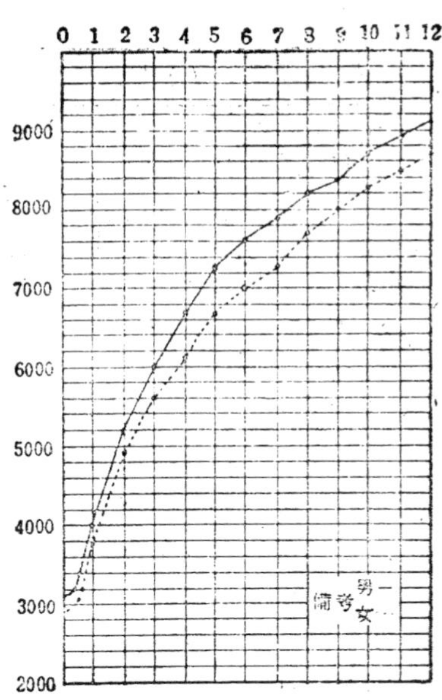

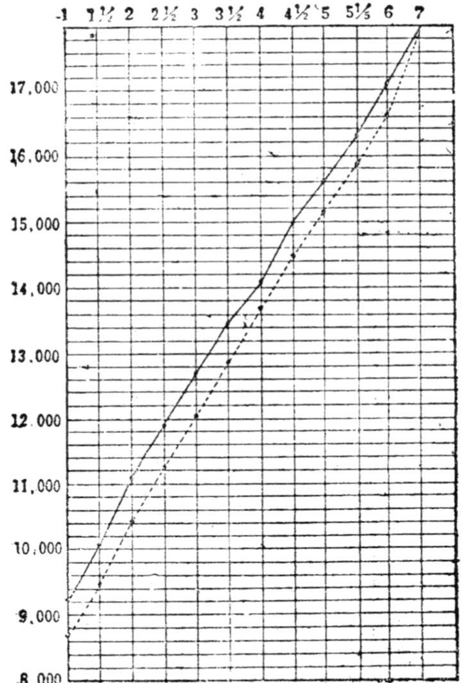

滿1歲부터 7歲까지

b. 生理的體重減少

新生兒의 約90%가 生後 3～5日間에 出生時 體重의 5～10%의 體重減少를 가져온다.

이것을 生理的體重減少라고 한다. 哺乳量(水分攝取量)의 減少와 胎便 尿 皮膚 呼吸에서의 蒸發에 依한 水分의 안바란스가 原因이 되는것이다.

c. 體重, 身長의 그 後 發育

生後1～2週까지를 新生兒 그後1年까지를 乳兒 國民學校入學까지를 幼兒 國民學校를 入學하며는 兒童이라고 한다.

生後6個月까지의 增加는 特히 顯著하며 그後 漸次로 적어지나 思春期에는 再次 急速으로 增加한다.

表는 出生後에 있어서의 身體各部及 器官의 發育率을 나타내는것이다. 各器官에 따라서 組織, 身體의 部位 또는 年齡에 따라서 成長發育의 速度가 다르다는것을 알수있다.

年齡的으로 본다면 乳兒期에서는 體重增加가 身長增加보다 많고 幼兒期에서는 身長의 增加가 比較的 크다.

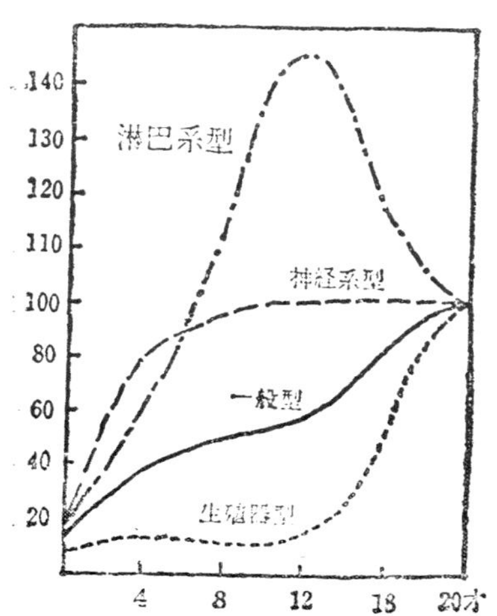

出生後에 있어서 身體各部 및 器官의 發育率
(20歲에 있어서의 發育을 모두 100%로하여)

淋巴系型：胞腺淋巴 腺等
神經系型：腦髓及 各部硬腦膜脊髓 視器等.
一 般 型：頭部를 除外한 外面的인 身體 發育速度呼吸器, 及 消化器管, 腎, 大動脈, 脾 筋肉, 骨格, 血液.
生殖器型：睾丸, 卵巢, 攝護腺 副睾丸卵管, 精囊等.

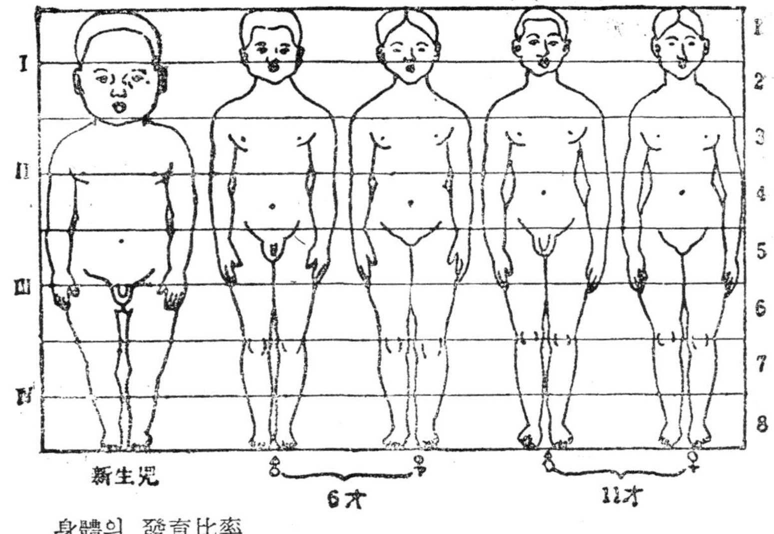

身體의 發育比率

d. 骨의 成長 發育

骨의成長 發育은 一般成長過程中 常時行하여저서 胎生期에 始作하여 思春期에 完成한다.

e. 泉 門

泉門의 生理的意義는 狹少한 產道를 通過할때의 變形과 急速한幼兒期의 腦의 成長에 對한 頭蓋에 餘裕를 주는 點에 있다.

泉門은 骨의 發育을 觀察하는 곳이다. 泉門이 閉鎖되는 것은 2歲에서 3歲에 이르는 사이다.

f. 齒牙의 發育

乳齒發生(第1生齒期)은 男7～8個月, 女는 6～7個月, 平均生後7個月이다. 乳齒發生은 生後2～2.5年으로서 完成한다.

永久齒發生(第2生齒期)은 乳齒와 交替하여 出現한다.

出齒時期		乳齒	永久齒
內 切 齒	上	10.2個	7～ 8年
	下	8.3月	
外 切 齒	上	12.4	8～ 9
	下	3.3	
犬 齒	上	18.0	11～13
	下	9.0	
第 1 小臼齒	上	17.4	10～11
	下	17.7	
第 2 小臼齒	上	27.8	12～15
	下	26.1	
第 1 大臼齒			6～ 7
第 2 〃			13～16
第 3 〃			27～25

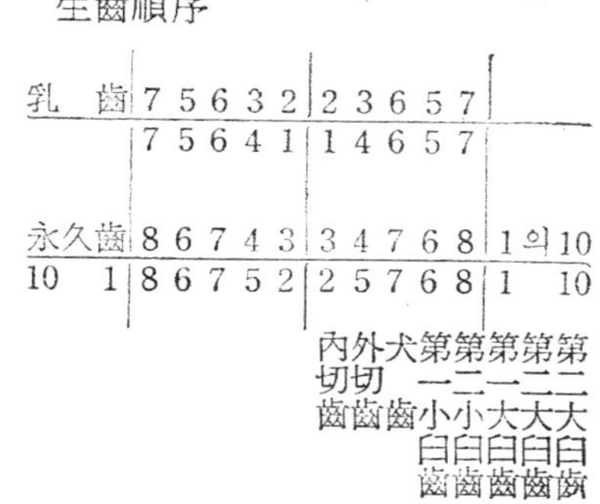

2. 精神機能及 運動의 發達

a. 感覺機能의 發達

視覺 聽覺과 같은 高等感覺은 新生兒에는 不完全하다.

味覺, 嗅覺, 皮膚感覺은 出生時에 이미 發達하여있다.

視覺, 新生兒의 視力은 中心窩의 發達이 늦다는것과 角膜이나 水晶體의 彎曲이 强함으로서 近視狀態로 된다.

瞳孔反射 眼瞼反射는 緩慢하게 事物을 認識하게 된다.

生後1週間은 明暗을 알고 1～2個月로서 光을 凝視, 2～3個月로서 物體를 認識하는 能力이 생긴다.

聽覺, 出生時는 中耳의 閉鎖로서 聽力은 鈍하고 1個月로서 音에 反應이 있고 5個月로서 完成한다.

皮膚觸感, 出生時에는 口脣及 그周圍의 皮膚, 舌, 足底 手掌의 觸覺은 發達하나 他部分은 不完全하다.

温覺은 特히 發達하여 있고 痛覺의 發達은 늦다.

b. 知能과 運動의 發達

i. 知 能

ㄱ. 言語 生後2～3個月에서는 푸ー파ー 等의 無意味한 發言, 10個月이 되면서 有意語 即 自己의 意思를 發音으로서 表現한다. 例로

맘마 씨ㅡ 等 2歲前後에서는 2個以上의 言語로 되는 말이 可能하게 된다.

2～2.5歲 前後가 되며는 動詞의 區別이 可能하게되고 3歲前後에서 助詞를 使用한 主文과 從屬文으로 되는 말이 可能하게된다. 兒童期까지는 대개 表現自在로 되는것이나 聽力, 視力, 運動機能等의 障害時에는 知能이 若干 늦어진다.

各年齡에 있어서 全身長과 各部의 平均比率

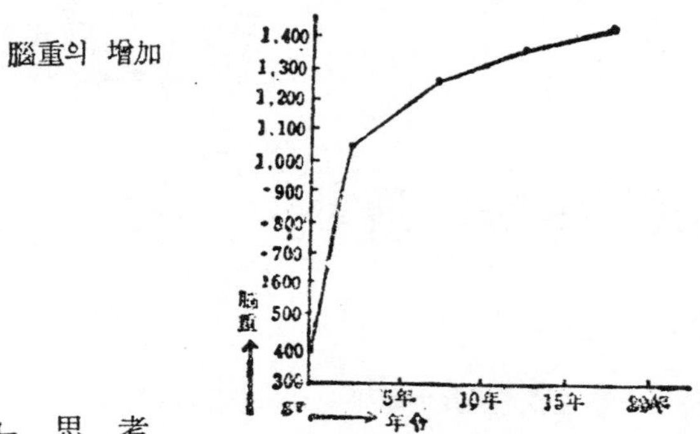

ㄴ. 思 考

小兒의 思考特徵은 具體的 自己中心的인 點으로 學童期에서는 相對的 關係의 理解가 可能하게 된다.

ㄷ. 情 緖

新生兒는 刺戟에 對한 單純한 興奮을 나타내는것 뿐이나 점차 快不快의 區別이 된다.

2歲前後부터 怒, 恐, 不滿, 愛情, 喜悅等을 感覺하게 되고 5歲前後에 다시 恥, 不安, 嫉妬, 望, 失望, 嫌惡, 得意等으로 分化한다.

ㄹ. 習 慣

幼兒期에 있어서는 特히 周圍의 環境敎育等에 支配되는 일이 많고 每日의 生活이 規則的으로 되푸리되어가는 동안에 一定型이 定해저서 여러가지 生活의 基礎的인 習慣이 생긴다.

ii. 運 動

新生兒는 原始的인 反射運動이라 하겠으나 大腦皮質及 中樞神經系의 運動等이 점차 隨意運動으로 發達하면서 個人差가 커서 4～5個月間의 差異가 있다. 大體로 배로 기는것이 5個月 앉는 것이 7個月 걷는것이 1個年前後가 標準이다.

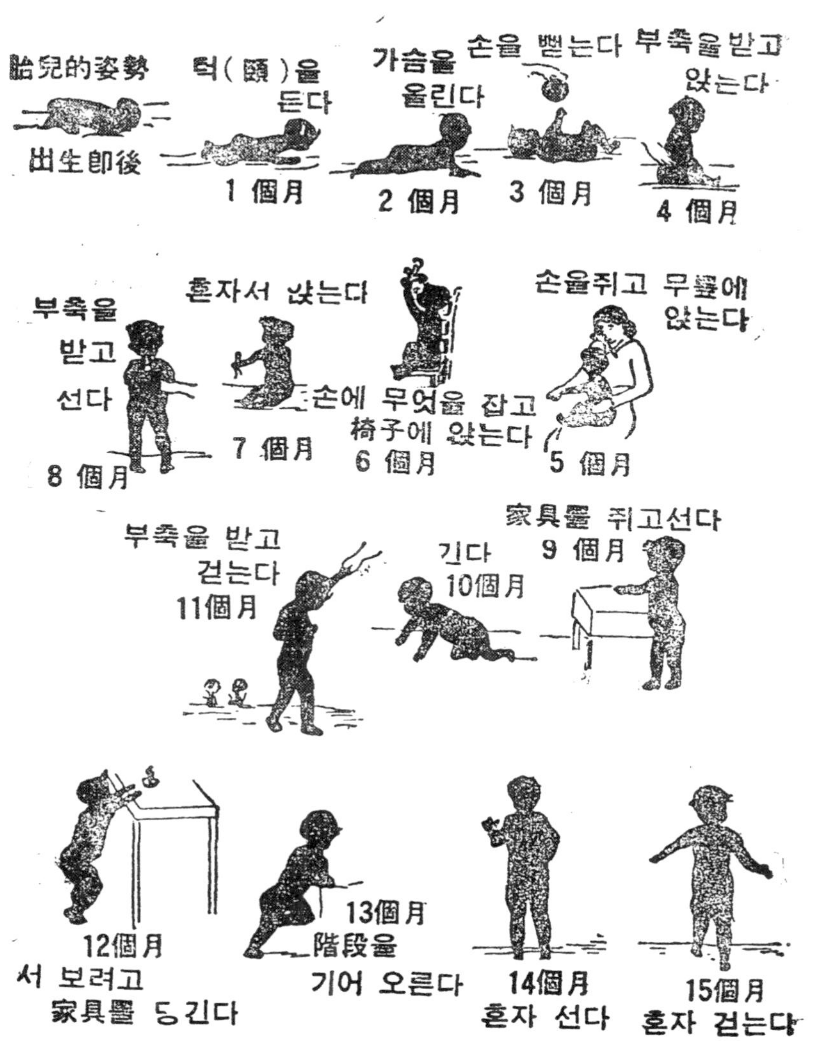

身體的發達의 段階——出生에서부터 15個月까지

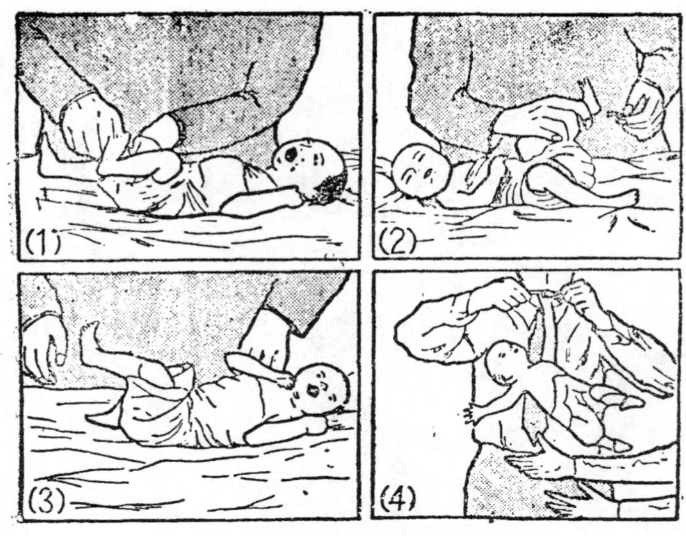

新生兒의 反射的行動

(1) 防禦的反射 (2) 바빈스키反射
(3) 바비스키 反射 (4) 把握反射(生後12日)

3. 小兒의 生理

a. 體 溫

體溫의 測定은 小兒에게도 腋窩部를 利用하는 것이 便利하다. 乳幼兒로는 頸部 또는 鼠蹊部의 皮膚皺壁을 쓸수도 있다.

直腸溫은 가장 體內溫度에 가까우나 보통은 皮膚라도 좋다.

直腸溫度……36.5~37.5度 口腔溫度……0.2~0.3度가 낮다.(前者에 比하여) 腋窩溫度……0.3~0.6度가 낮다.

體溫上昇

過度의 啼泣, 食餌, 運動等의 筋作業에 依한 體溫上昇.

過溫……例로 新生兒 早產兒의 지나친 補溫과 入浴에 依한 上昇 또는 夏期熱이라하여 夏期暴暑期에 38~39度의 發熱을 볼수있다. 其他로는 蛋白質 脂肪等의 濃厚한 食餌를 攝取하였을때에 食餌性發熱等이 있다.

體温低下

出生時에 外界의 寒冷으로 因하여 1~2度 低下한다. 1日中에서는 體温이 아침에 低下하고 저녁에는 높아진다. 그러나 健康乳兒는 1日의 動搖가 0.4~0.5度內이다.

一般的으로 小兒의 體温은 成人보다도 높고 때로는 人工榮養兒일 때가 多少 높다.

b. 脈 搏

新生兒……140前後, 乳 兒……120前後
幼 兒……100~110, 學 童……90~80
年長兒……80前後

新生兒, 乳兒는 心臟의 搏出量이 적은 反面에 代謝가 旺盛하게 되는 故로 脉搏數가 많다.

또 乳幼兒의 脉搏數는 運動 號泣 補乳의 輕微한 刺戟에서 1分間20~40의 增加를 볼 수 있다.

c. 呼 吸

新生兒……45~40 乳幼兒……35~30 年長兒……18.

乳兒의 呼吸型은 複式으로서 鼻呼吸한다.

呼吸도 脉搏과 같이 動搖하기 쉽고 號泣 興奮時에는 安靜時보다도 1分間10~30이 增加된다는 것이 正常이다.

d. 發 汗

新生兒의 汗腺은 分泌가 微弱하므로 發汗은 보이지 않는다.

生後 3~4個月頃에서 旺盛하여 진다.

小兒는 發汗하기 쉽고 特히 就寢에 들면 發汗이 많아진다. 睡眠中에 땀이 많은 것은 病이 않이다.

e. 睡 眠

乳兒……20時間 幼兒……15時間 學童……10時間

上記한바와 같이 新生兒는 젓을 먹는 時間以外는 하로종일 자고 있는 것이된다.

幼兒期에는 午前과 午後2回 낮잠을 자는것이 普通이다.

f. 口 腔

新生兒期 生後2個月間은 口腔內의 唾液 (耳下腺, 顎下腺, 舌下腺)의 分泌는 不完全하다.

g. 胃

新生兒의 胃容積은 不過 50cc였던 것이 1年이되면 300cc로 되고, 2年째에 600～750cc에 達한다.

또한 乳兒期에 胃는 圓柱狀이나 洋梨狀이며 또 噴門의 括約筋의 發育不完全과 胃粘膜의 過敏으로 因하여 乳兒는 體位의 變換이나 食餌의 溫度差等의 刺戟에서 쉽게 吐乳 溢乳를 하게된다.

胃內消化는 人乳 2～3時間 牛乳3～4時間이며 이것은 授乳間隔의 參考가 되기 때문에 記憶해둘 必要가 있다.

h. 腸

小兒의 腸管은 身長의 約6倍 (成人은 身長의 4.5倍)이며 特히 小腸이 大腸에 比하여 길다.

i. 糞 便

母乳榮養兒는 無臭 또는 若干 신듯한 냄새가 있는 黃金色으로 軟한 便을 한다. 이것이 不快한 惡臭를 낸다면 病的인 것이다.

人工榮養兒는 母乳榮養兒보다 알카리性으로 腐敗臭가 强하고 色은 前者에 比하여 白色이면서 淡黃色이다. 綠色이 되면 病이다.

또 回數는 生後2～3週는 1日2～6回 에서 1日2～3回가 된나. 人工榮養兒의 排便回數는 약간 적다. 乳兒는 離乳後 普通食을 주게되며는 糞便은 漸次 成人과 같이되여 1日1～2回 有形便으로 된다.

j. 尿

乳兒……300～700cc 幼兒……500～800cc 學童……800～1,200cc

이것은 1日의 尿量을 나타낸 것으로 新生兒는 1日15～30回, 乳兒

는 8~10回의 排尿를 본다.

乳兒는 授乳後1~2時間 있으면 排尿하기 때문에 그것을 짐작하여 排尿시켜주는 것이 좋다.

1時間의 間隔을 두지못하고 頻繁히 尿를 보는것은 神經症이나 泌尿科의 病으로 보아야한다.

4. 小兒의 榮養

乳兒의 榮養法에는 3가지의 方法이 있다.

第1은 天然榮養法 (母乳榮養法)으로 이것은 母乳 또는 乳母의 젓으로서 榮養하는 方法.

第2는 人工榮養法으로 牛乳 山羊乳 其他 牛乳의 加工品인 粉乳 煉乳로서 榮養하는 方法.

第3은 此等의 天然榮養法의 一部를 人工榮養品으로 補充하는 方法으로 混合榮養法이라고 한다.

그리고 月齡이 많아지면서 離乳食을 주게되어 있다.

a. 天然榮養法

乳兒의 榮養法中 가장 優秀한 方法이라고 한다. 그러나 最近의젊은 어머니들은 母乳를 먹이지 않는 분이 많으나 母乳가 나온다면 生理的으로도 生後4~5個月은 주는것이 좋다.

天然榮養兒와 人工榮養兒의 發育 差異는 近年의 人工榮養品의 改善 及 人工榮養法이 進步된 까닭에 적어졌다고는 하나 역시 天然榮養兒는 發育과 榮養이 다 같이 좋으며 罹病率 死亡率이 적다. 그리고 또 母乳를 通하여 免疫體가 移行한다고 하는點이나 無菌이라는 點 等으로 보아서도 他 榮養法은 母乳榮養法에 미치지 못한다.

授乳間隔, 授乳回數

	授乳間隔	授乳回數
0~1개月	2~3時間隔	1日7~9回
1~3개月	3時間隔	1日6回
3개月以後	4時間隔	1日5回

이것은 一般的인 平均値이다. 그리하여 이것을 基準으로하여 몇 時間마다 授乳한다고 하는 「時間授乳法」이있다. 但 이것은 어느程度의 段階가 必要하다.

이와 反對로 乳兒가 願할때에 願하는 만큼의 젖을 준다는 「自然授乳法」 또는 「自己欲求法」이라 하는것도 있다.

生後 얼마동안 이 方法으로 乳兒를 觀察하며 充分히 먹게되면 授乳間隔이 생기게되여 回數와 時間도 大體로 定하여진다.

여기서 처음으로 理想的인 時間授乳法으로 옮기는것이 좋다. 이것이 當然히 乳兒에 맞는 授乳回數와 間隔이되어 空腹으로 우는일이 없게된다.

이때 注意를 要하는 것은 母乳量이 充分如何이다 充分하다고 하면 前記한바와 같은 平均値가 나올 것이나 그 回數나 間隔을 넓힌다는것이 困難할때는 母乳量의 不足이라고 생각한다.

授乳에 있어서는 어머니의 氣分과 마음을 태연하게 하여 授乳에 專心할 수 있는 雰圍氣를 갖는다는 것이 가장 重要한 일이다.

우리들도 食事時에 安定되지 아니할때는 어쩐지 먹고싶은 生覺이 없는것과 마찬가지로 乳兒에 있어서도 神經過敏이 되는 要因의 하나가 된다.

吐乳와 溢乳를 呼訴하는 말을 흔히 들을수 있으나 이것은 授乳時에 乳汁과 같이들어간 空氣가 授乳後 即時 就寢시키기 때문에 胃의 幽門部에 溜帶되어 幽門痙攣을 일으키기 때문이다.

授乳後는 잠시동안 세워서 背中을 輕하게 5分間쯤 두들겨주며는 틀음이 나온다 그다음에 제우며는 溢乳나 吐乳는 적어진다.

授乳禁忌할때가 있다. 이것은 母乳榮養中에 乳兒에 惡影響을 미치기 때문에 母乳를 끊어야 할때가 있다.

거기에는 다음과 같은 境遇가 있다. 어머니가 傳染性疾患에 罹患하였을 때 例를드러 結核 치프데리아 腸치프스 產褥熱等의 重症일때는 禁忌한다. 또 感氣일때는 어머니가 마스크를 하여야 한다.

b. 混合榮養法

여기에는 2가지의 方法이 있다. 한가지는 母乳를 15~20分쯤먹인

후에 아주 不足하다고 생각되는 量의 牛乳를 주는 方法이다.

또한가지 方法은 1日中 1~2回는 母乳를 끈고 牛乳를 먹이는 것을 말한다.

이 方法의 重要한 點은 될수있는限 母乳를 많이 줄것 母乳는 小兒가 빠는 刺戟을 주지 않으면 分泌가 나빠지므로 1日中 3回以下로 母乳의 回數를 줄이면 차츰 母乳의 分泌가 나빠진다.

c. 人工榮養法

母乳를 얻지못할때의 代用品 即 牛乳, 粉乳, 煉乳, 山羊乳로서乳兒 榮養을 代用하는것을 말한다.

粉乳와, 牛乳가 母乳에 代用될때가 많으나 母乳와 牛乳의 異差를 列擧한다면 다음과 같다.

人乳 牛乳 山羊乳의 比較

	人 乳%	牛 乳%	山羊乳%
蛋白質	1.0~1.05	3.20	3.76
가제인	0.50	2.80	3.02
아루부민	1.00	0.05	0.86
脂質	3.0~4.0	3.5	4.0
乳糖	5.0	4.0	4.5
灰分	0.28	0.75	0.85
Calorie	60 ~ 70	65	75

牛乳에는 糖質이 적기때문에 여러가지를 添加할수 있는 것이나 5~8%까지고 그以上 添加하면 大便이 묽어진다. 便이 묽께나온다는 主訴에 對해서는 糖質에 關하여 問議해 볼 必要가 있다.

d. 離乳期와 離乳食

母乳를 完全히 떼는것은 生後8個月에서 10個月까지가 좋다고 하고 있다. 1年이 지나면 乳兒는 神神的으로 發育되여 離乳하기가 힘들게 된다.

그렇다고 해서 1年 2年이고 無秩序하게 離乳를 못하게되면 乳兒發育에 나쁜 影響을 주게된다. 離乳는 5個月쯤에서 시작하는 것이좋다고는 하나 그것은 母乳가 그때부터 完全한 榮養이 있다고는 하나

乳兒發育에 다르는 鐵分 其他가 不足하기 때문이다.

離乳食은 消化하기쉬운 食品을 選擇하여 量과 質을 徐徐히 增加시켜 간다는 것이 重要한 것이다.

牛乳의 使用方法

月 齡	1回牛乳 (cc)	稀薄할湯 (cc)	稀薄度	糖 (g)	穀粉 (g)	1日授乳回數	1日의 全 量
新生兒	7—10	40	約$\frac{2}{3}$	1—7		8—6	80—540
半개月	70	40	約$\frac{2}{3}$	7	—	6	600
1개月	80	40	約$\frac{2}{3}$	7	1		720
2개月	100	50	約$\frac{2}{3}$	8	3		900
3개月	140	40	約$\frac{4}{5}$	9	5	5	
4개月	140	40	約$\frac{4}{5}$	9	7		
5개月	180	—	全	9	9		
6개月	180	—	全	9	9		

調製粉乳의 使用法

日 齡	1 回 分 量				1 日	1 日
	粉乳 (g)	糖 (g)	穀粉 (g)	湯(cc)	授乳回數	全量(cc)
新生兒	1.5—11	0.5—4	—	10—90	8—6	80—540
半개月	12	4	—	100	6	600
1개月	14	4	—	120		720
2개月	18	5	—	150		900
3개月	25	—	7	180	5	
4개月	25	—	8	180		
5개月	31	—	9	180		
6개月	31	—	9	180		

第3章 小兒의 病과 小兒鍼治療

먼저 小兒鍼의 對象이되는 病이나 症狀에 對하여 總論的으로 論하였으나 여기서는 各論的으로 主가되는것을 個別的으로 取扱하여 具體的으로 그 小兒鍼治療에 對하여 論하기로 한다.

1. 疳 虫 症

一般的으로 말하여 小兒鍼治療의 對象이 되는 것은 所謂 疳虫症이다. 이것은 俗語이지만 關西에서는 充分히 通用한다.

症 狀

이 疳虫症을 廣義로 解釋한다면 大端히 廣範圍한 症狀을 內包하고 있으나 狹義로 解釋하여 乳幼兒 特히 離乳期前後에 많은 小兒神經症이라고 하는것이 妥當하다고 생각한다.

症狀은 別로 나타나는 障害가 없고 小兒의 氣分이 나쁘고 夜泣不眠等의 神經症狀이 있어서 顏面에 一種 精神興奮狀態를 나타내는것을 말한다. 顏面에 나타나는 症狀으로서는 眼瞼 外鼻孔의 發赤, 前額皮膚靜脈의 怒張 眼色은 異常한 興奮狀態로 된다. 顏色도 蒼白하게될때가 많다. 소리를 높히고 때때로 키ㅡ키ㅡ하는 音聲을 發한다. 一見해서 即時 알 수 있는 症狀을 나타낸다.

原 因

原因으로서는 여러가지로 생각이되나 第1로 神經性素質 第2로 시끄러운環境 第3으로 榮養의 不適切 特히 糖分의 過剩攝取等이다.

그러나 輕重의 差는 있을지언정 많은 乳幼兒에게 이러한 症狀이 나타나는것을 본다면 그 主因은 이時期의 乳幼兒의 精神과 身體의 急速한 發育으로 因하여 생기는 안바란스한 狀態에 依하여 일어나는 神經症으로 볼수있다.

即 行動意慾은 있으나 몸이 움직이지 않는다 무엇인가 하고싶으나 말이 不充分하기 때문에 呼訴할수 없다는 不滿等이 一種의 精神興奮을 일으키게 되는 것이다.

또 大腦의 發育이 不充分하기때문에 새로운 刺戟의 感受가 整理되지 않고 그로 因하여 情緖가 不安定하게 된다는 것도 큰 原因일 것이다.

治 療

治療로서는 小兒鍼治療以上으로 偉効를 보는것은 없다고 생각한다.

小兒鍼治療를 行한 直後부터 얌전하게되여 잠을자는 小兒 或은 그날밤부터 잘 자는 小兒. 적어도 3~5回의 治療로서 輕快한다. 普通 1個月에 3~5回繼續하여 治療하며 每月 그것을 되풀이 하는것인데 5~6個月繼續하므로서 完全히 性質이 달라지게된 乳兒가 적지않다.

治療方法은 前述한 小兒鍼의 方法을 適當히 施術하면 좋다. 頸部나 肩背部의 接觸鍼法이나 摩擦鍼法으로 大體로 充分한것이나 特히 强한 症狀에것은 頸部의 天柱, 肩背部의 大杼, 合谷 二間의 刺入鍼을 行한다. 二間에서 點狀瀉血을 行할때도 있다.

2. 夜 驚 症

症 狀

2歲때 부터 學校에 갈 때 까지의 小兒(그것도 神經質과 같은 것)에게 많으며 睡眠中에 突然히 異常한 行動을 하면서 覺醒하지않고 그記憶이 없이 그대로 아무일 없는 듯이 잠을 계속 한다.

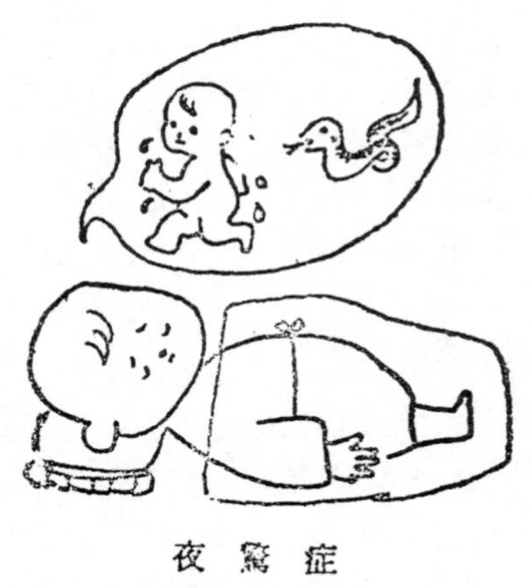
夜 驚 症
夜 驚 症

持續時間은 約15分 繼續되는 일이 있다. 이와같은 發作은 每夜 연달

아 일어난다.

原 因

먼저 身體的條件 即 飢餓, 咽喉乾 消化不良 濕疹, 中耳炎 不便한 衣服等이며 其他 鼻炎 胃部壓迫 低血糖發作等에서 일어난다.

또는 晝間에 極甚한 精神感動을 받았다든지 잠들기 前에 무서운 이야기를 들었을때 精神的인 面에서도 온다.

治 療

疳虫症에 準하여 治療한다. 但 年長兒가 될 때에는 天柱 風池 大杼等의 刺入鍼法을 加味할 必要가 있고. 强한 症狀에는 다시 二間 少商 隱白等도 加하는것이 좋다.

3. 異 味 症

症 狀

壁土 유리, 炭, 단추, 布, 昆虫, 紙 紐, 먼지等을 習慣的으로 먹는 一種의 食欲倒錯이다.

又 自己의 毛髮이나 손톱을 뜯어 먹을 때도 있다.

拇指나 示指가 불도록 빠는 幼兒도 있다.

原 因

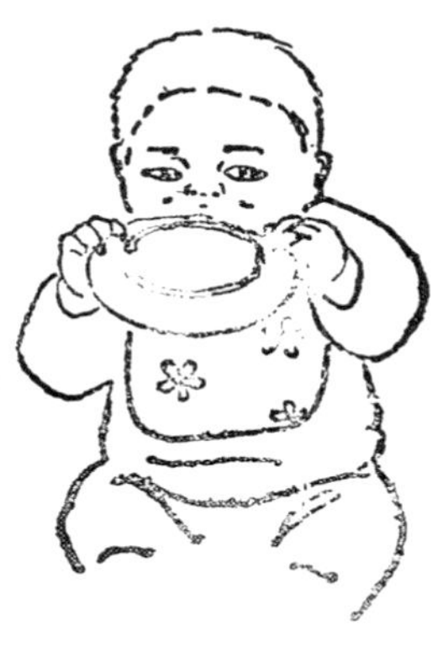

特定 物質의 欠乏을 自然히 補充한다는 說도 있으나 主로 放任當한 幼兒, 精神 薄弱兒에 많다.

神經質性癖의 食事障害의 하나이다. 또 蛔虫 十二指腸虫의 寄生으로 因한 消化障害의 하나라고 하는 說도 있다.

治 療

內攻的인 一種의 情緒不安定狀態인 故로 精神安定의 目的으로 小兒鍼治療가 奏効한다.

一過性의 것은 大體로 數回의 治療에서 끝인다.

寄生虫일 때에는 驅除를 要한다.

4. 消化不良症

여러가지의 原因으로 일어나는 嘔吐와 下痢症狀에 對하여서 붙여진 病名이다.

症 狀

人工榮養兒는 便이 軟하며 綠便으로 粘液이 많이 包含되였을 때는 消化不良인 것이다.

그러나 母乳의 경우에는 多少 少粒이 있고 綠便이라 하드라도 消化不良이라고만 볼 수 없다.

그러나 或은 便이무르고 或은 水様便으로 回數가 많고 粘液도 多量으로 包含되고 便의 酸臭나 腐敗臭의 程度가 甚하다.

嘔吐는 꼭 따른다고 할수없으나 下痢와 같이 있을 때에는 注意할 必要가 있다.

嘔吐도 처음에는 乳를 吐할 程度이나 膽汁(黃色)이나 또는 코피狀의 胃出血을 생각해 볼수도 있다.

食欲이 不振하고 下痢를 할 2～3日前부터 젖먹는行動이 나빠진다는 것을 볼 수 있다.

氣分이 나쁘것도 症狀의 하나로 食欲不振이 相伴한다.

熱은 無熱 않이면 微熱程度로 39～40度 까지 오른다면 다른 症狀으로 살펴보아야 한다.

其他 急激한 體重減少 또는 一時停止 (輕症일때) 脫水症狀 例로 皮膚가 거칠어져 弾力을 喪失하고 눈이 들어가고 舌, 脣乾, 排尿의 回數減少等이 보인다.

原 因

그릇된 榮養法……人工榮養에 있어서 食事量 時間等이 不規則的일때 質的으로 濃한 밀크 離乳期의 失敗等.

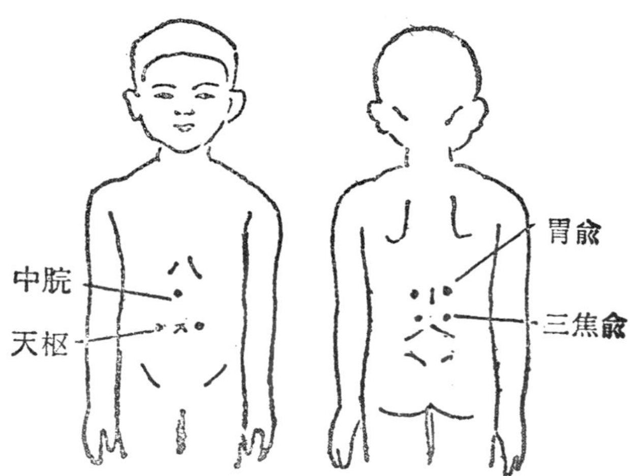

腸管內細菌의 感染……赤痢菌, 大腸菌, 其他 細菌에 依하여 感染되었을 때는 人工榮養兒에게 많다.

消化器以外의 感染에 依한것……感氣, 氣管支炎, 肺炎, 中耳炎等.

氣侯變化 特히 暑中 消化器의 機能 弱化에 依하여서 起한다.

또 晝夜의 温度差가 甚할때

體質異常……温疹이 되기쉽고 感氣에 罹患되기 쉽다고 하는 滲出性體質, 또는 神經性體質의 小兒에 많이 있다.

治 療

食餌의 注意는 勿論 必要한것이라 하겠으나 可及的이면 神經質이 지나치지 않도록 할것이다.

無意味하게 絕食을 하든지 갑짜기 離乳食을 끝이고 母乳만을 준다든가 固形物은 무엇이든지 주지않고 水樣性의 것만으로 주는것보담은 오히려 잘 끄린 白粥같은 것을 주는것이 오히려 좋을 때가 많다.

小兒鍼治療는 一般的인 方法을 行하는 동시에 背部에는 胃俞, 脾俞, 三焦俞 腹部에서는 中脘, 天樞等에 刺入鍼法을 行하는 것이 좋다.

이와같은 消化不良은 細菌性의 것이 않이고 神經性要因의 重한거이기 때문에 小兒鍼治療의 좋은 適應症이므로 根氣있게 治療를 繼續하여야 한다.

5. 下　痢 (單純性)

不痢에도 여러가지가 있어서 危險한 下痢와 念慮하지 않아도좋은 下痢가 있고 熱, 嘔吐, 不快感等의 症狀으로 나눈다.

前述한 消化不良症等은 多發性症侯性下痢의 하나로 이것은 危險에 屬한다. 單純性下痢는 下痢를 하드라도 他症狀이 없다면 危險하지 않다.

症　狀

母乳榮養兒(生後2〜3個月)로서 1日數回, 10數回까지 粘液이나 거품이 混合된 軟한 綠色의 便을 본다.

그러나 下痢以外의 症狀은 없고 體重도 順調롭게 增加하고 皮膚도 彈力이 있어서 氣分이 좋아진다.

原　因

體質的要素가 크고 神經性體質이나 滲出性體質小兒에 많다.

治　療

이러한 下痢는 小兒鍼治療로 大概 1〜2回 接觸鍼法으로 끝인다. 特히 다른 刺鍼은 할 必要가 없다.

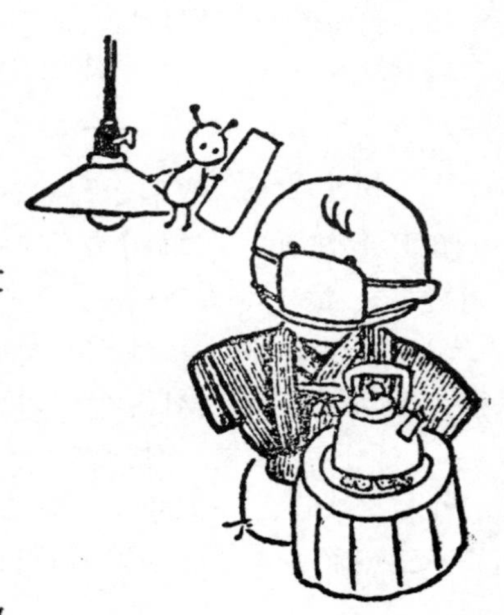

鼻加答兒

6. 鼻加答兒

上氣道炎의 症狀으로 또는 前驅症으로서 이러난다 換節期에 많다.

症 狀

鼻粘膜의 腫張과 分泌增加로 鼻閉하며 구역질이 나고 鼻呼吸이障害되고 乳兒는 哺乳困難 睡眠障害를 일으킨다.

鼻汁은 처음에 漿液性 後에는 粘液性 或은 濃性으로 된다.

幼兒로서는 微熱 不快感, 頭痛, 全身倦怠等을 呼訴한다.

原 因

滲出性體質로 特히 幼若한 者에게 많다.

治 療

乳幼兒의 鼻閉는 不眠으로 因하여 疳虫樣症狀을 일으키기 쉽고 冬期에 特히 많은 症例이다.

一般的인 小兒鍼 外에 天柱, 風池, 上星等에 刺入鍼法이 奏効하다.

7. 便 秘

便秘란 獨立하고있는 病이 아니라 하나의 症狀으로서 念慮할 必要가 없는 것과 그렇지 않은것이 있음으로 他症狀의 有無를 注意하여야한다.

便秘란 糞便이 오랜 期間腸內에 머물어있는 狀態인데 小兒가 一時的으로 排便이 없다든가 或은 2～3日마다 充分히 排便을 하며는 便秘라고 하지 안는다.

例로 母乳榮養으로 乳汁이 잘 消化되어 糞便이 腸을 刺戟하지 않기 때문에 排便을 못할때라든가 飢餓일 境遇 或은 嘔吐가 많을 때에는 排便이 없다.

이것을 假性便秘라고 말한다 또 人工榮養兒에 많으나 便이 굳어저서 排便이 困難할때가 때때로 있다.

原 因

食餌의 組成이 좋지 않을때 例를들면 人工榮養兒로서 蛋白質이 많어 含水炭素가 적을대 腸內에 醱化作用이 일어났을時, 其他 一般的으로 濃厚食餌는 便秘傾向을 가져온다.

神經質인 年長兒에서 痙攣性의 便秘를 본다. 其他 早產兒, 佝僂病小兒, 重症인 消化器障害의 恢復期, 細長한 體型의 小兒, 弛緩性筋肉의 小兒 特히 屋外 運動不足小兒에게 많다. 甲狀腺機能不全, 精神 薄弱兒 浣腸下劑의 亂用等도 便秘의 原因이 된다.

解剖學的인 異常에서 오는 便秘는 肛門 直腸이 狹少한者, 痔, 肛門裂創, 鼓腸症等이다.

精神的原因에 依한것은 年少小兒의 惡習慣等이다.

治 療

小兒鍼의 對象이 되는것은 一過性의 便秘는 接觸鍼法이나 摩擦法으로서 充分한 效果를 볼 수가 있다.

特히 難症의 것은 大腸兪, 天樞, 府舍等에 刺入鍼法을 加味하는 것이 좋다.

그리고 痙攣性素質의 乳幼兒에게는 이 便秘가 痙攣을 誘發할때가 많은故로 그 治療는 特히 重要한 것이다.

小兒鍼과 같이 下肢의 振顫屈伸等의 運動은 乳兒의 便秘에 特히 좋다.

8. 氣管支喘息

乳兒에게는 드물고 4~5歲以上의 小兒에 많다. 成人과 같은 發作이 나타난다.

症 狀

發作은 主로 夜間에 輕度의 咳嗽와 喘鳴等에서 始作하며 다음에 呼氣性呼吸困難을 일으켜서 呼氣는 吸氣의 2~3倍로되고 臥病하지 않고 病床에 앉아서 呼吸을 平하게 할려고한다.

發作中 呼吸은 얕고 喘鳴은 著明하며 不安 苦悶症狀이 있고 顏面蒼白 冷汗頻脈, 치아노제를 본다.

發作은 數時間～數日로서 끝이나 때때로 되풀이된다.

原 因

아레루기一性疾患이라고 말하나. 眞原因은 아직 明白하지 않다. 또 遺傳關係가 證明되고 있다는 것은 診斷上 重要하다.

發作은 換節期에 일어나기 쉽고 季節的因子가 重大한 關係가 있으나 枯草, 花粉, 塵埃, 羽毛, 卵 肉, 魚, 시금치等이 아레루겐으로 되여 發作을 誘發할 때가 있다.

治 療

發作時의 治療와 아레루기一性體質改善과의 두가지로 생각하여야 한다.

體質改善은 一般的인 方法을 每月 7～10回 程度식 根氣있게 繼續하면 發作은 일어나지 않는다.

發作時의 治療로서는 大杼, 風門 兪府, 扶突, 天突等의 刺入鍼法 或은 皮內鍼도)良効를 본다.

또 上腹部의 巨闕 上脘 中脘等의 刺入鍼法도 때때로 効果的이다. 幼兒에게는 身柱, 神道, 心兪等의 小灸 또는 7分灸(完全燃燒되기전에 除去한다)가 著効를 본다.

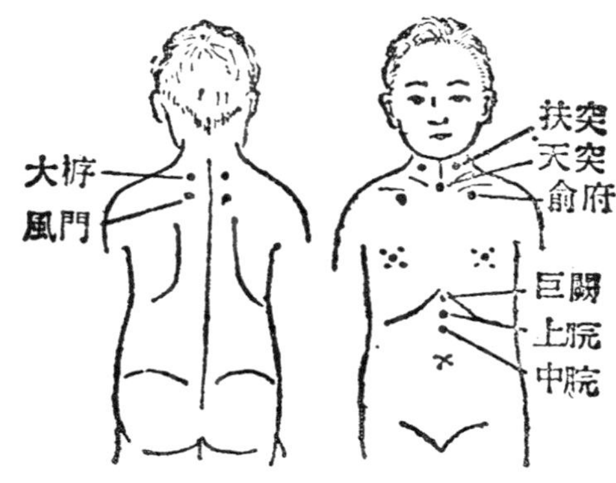

9. 喘息性氣管支炎

乳幼兒 特히 1～2歲의 滲出性體質 神經質인 乳兒에게서 볼수있는

一種의 氣管支炎으로 感染 寒冷等의 刺戟에 依하여 多量의 滲出液을 分泌하는 故로 甚한 喘鳴이 따르고 喘息樣呼吸困難을 나타낸다.

症 狀

感氣에 罹患하면 곧 喘鳴을 한다. 一旦 喘鳴이 起한 뒤에는 治療가 大端히 힘든다.

咳는 많을때와 적을때가 있다. 喘鳴은 特히 밤에 심하고 發熱不定 輕度의 呼吸促迫은 있으나 喘息과 같이 呼吸困難 지아노제 胸內苦悶같은 것은 적다. 顏面蒼白, 哺乳困難, 不快感, 睡眠障害를 볼 수 있다.

胸部는 全面的으로 乾性喘音과 濕性喘音을 들을 수 있다.

治 療

喘鳴은 쉽게 없어지지 않는다. 그러나 옆에서 생각하는 것처름 그렇게 괴로운 것은 않인것 같다.

이것도 喘息과 같은 方法으로 根氣있게 一般的인 治療를 繼續함으로서 좋은 効果를 거둘수 있다.

10. 扁桃腺炎

乳兒에게는 적으나 幼兒에게는 大端히 많은 病이다.

症 狀

熱이 높고 (38～39°C以上) 候腫痛 左右 蓋帆의 扁桃腺이 赤腫한 것을 볼 수 있다.

무엇을 넘길때 咽喉가 腫痛하여 음식을 먹기에 힘이든다. 其他 頸部 淋巴腺의 肥大, 下痢, 痙攣等을 볼수 있다.

大略 數日로서 治療가 되나 高熱로 因하여 腰, 關節等에 痛症이 있고 中耳炎 腎炎을 倂發할때가 있다. 또한 扁桃腺이 病巢가 되여 敗血症 류마치熱等을 起할때도 있다.

原 因

感氣에서 오는것이 第一많다 치프데리아 猩紅熱, 痲疹初期等의 우이루스, 細菌의 感染에서 起할때가 있으므로 注意를 要한다.

治 療

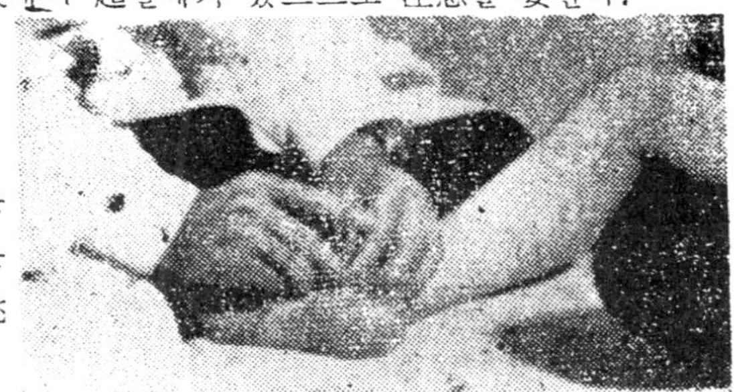

照海의 瀉血

小兒鍼治療를 받는 幼兒로서 熱이 있는 것의 大多數가 扁桃腺炎이다.

高熱의 것은 治療를 하지 않으며 또는 熱을 내리게하는 것이 좋으나 無熱의 것이나 微熱의 것이든 스프링式三陵鍼을 使用하여 皮下靜脉怒脹을 瀉血함으로서 大端히 治効가 좋다. 扶突, 人迎附近에서 直接 扁桃腺에 刺入하는 方法을 行한다.

또 足內踝에 있는 照海穴의 點狀瀉血이 顯著한 効果가 있다.

11. 耳 下 腺 炎

流行性으로 發하는 急性傳染病으로 發熱及 耳下腺의 炎症性腫脹을 나타내는 것이다. (頰腫)

症 狀

前驅期가 1～3日 不快感 食慾不振 때로는 嘔吐 及 下痢等의 胃腸症狀을 본다.

惡寒으로서 發熱하고 耳下腺部의 腫張 (한쪽이 많음)

또 顎下腺 舌下腺의 腫脹도 간혹 볼수있다. 腫脹은 2～3日로서極點에 達하며 皮膚는 緊張하고 壓痛이 있다. 開口 또는 咀嚼時에 疼痛이 있다.

原 因

一種의 「윌루스」에 依한것이다. 主로 接觸感染 及 飛沫感染에 依

한 5~10歲의 學年期에 많고 季節로서는 冬節에 많다.

治 療

有熱時는 避하는 것이 좋고. 下熱하며는 腫脹部 周圍의 刺入鍼法 或은 皮內鍼을 行하면 좋다.

12. 夜 尿 症

夜間의 排尿는 滿3歲頃에서 自己自身이 알게되는 것이나 4~5歲 以上이 되여도 夜間 無意識中尿를 볼때가 있다. 이것을 夜尿症(遺尿症)이라고 한다. 晝間에는 大體로 2歲頃에서 排尿를 알린다.

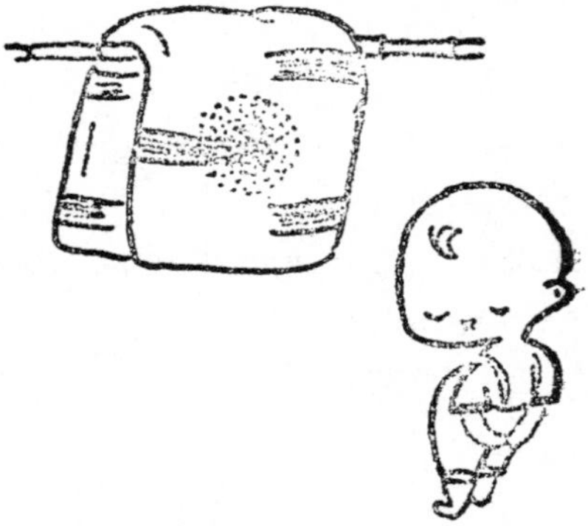

原 因

夜尿의 大部分은 機能的인 것으로 主로 神經質인 體質異常兒에 많이 있는 症狀이다. 적은 數지만 器質的障害에 依한것도 있다.

例로 泌尿生殖器의 畸形, 炎症 (尿道炎, 膀胱炎, 腎盂炎, 膣炎, 脊髓神經의 異常) 等이다.

또 白痴, 痴愚等 精神薄弱兒에게서 본다.

機能的原因에 依한 夜尿症은 一種의 神經症이다. 排尿訓練이 나쁘거나 버릇訓練의 不適한데서 始作되는 때도 많이 있다.

治 療

一過性의 것은 一般的인 小兒鍼法으로서 充分히 治療된다.

仙骨管裂孔(長强)에의 刺入鍼法은 相當히 깊게 刺入치 않으면 效果가 別로 없는 것같다. 또 刺入하기 힘든 場所이기도 하다.

大腸兪 次髎 或은 中極 水道의 刺入鍼法이 效果가 있을 때가 있다. 操作도 쉽고 이 方法은 特히 尿道加答兒에 依한 夜尿症에는 좋다.

膀胱及尿道의 神經支配模型圖

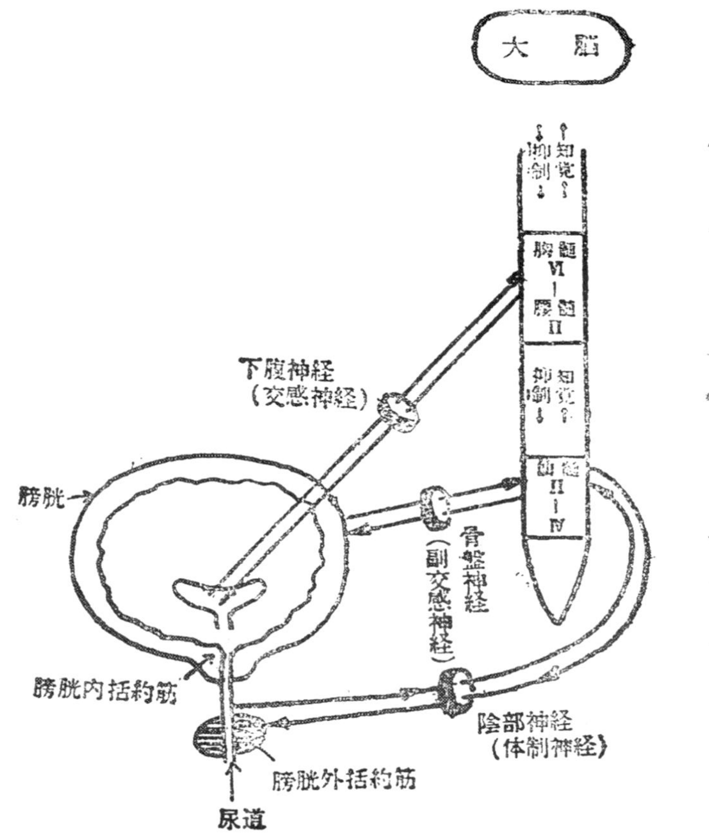

바른 버릇 가리키기 { 早寢, 早起, 洗面, 이닦기, 薄衣 몸 周圍 }

排尿의 버릇 가리키기(이러 내키면 혼자 便所에)

作業(冷水마찰, 整理助力)

榮養

疾病治療 體力 氣力 充實

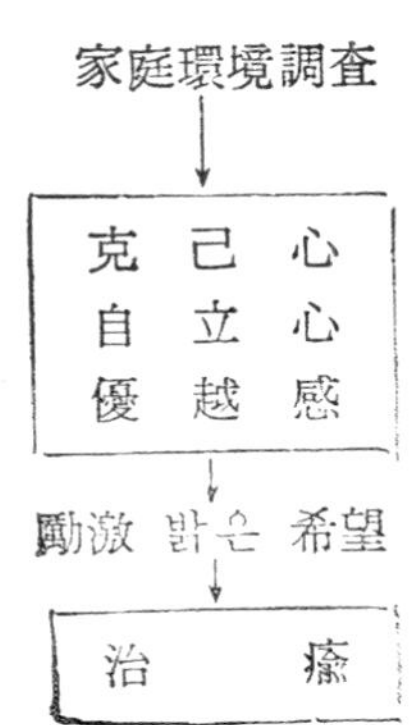

此等 施炎法도 잘 行하여지고 있다. 排尿訓練이 또한 重要한것이며 無條件 혼내는 것은 좋지못하다. 睡眠後1時間前後에 일으켜 排尿시키는 方法이 가장 좋다고 하고있다.

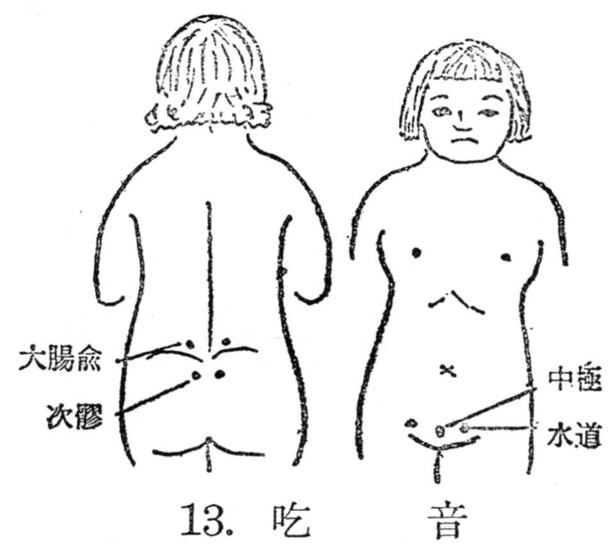

13. 吃 音

吃音 다시말해서 「말더듬」이라고도하는데 構育音 그 自體의 障害는 아니고 말하자면 말의 처음에 音이 걸리여서 줄줄 말이 나오지 않는다는 發音障害다.

症 狀

眉間을 찌프리고 閉眼, 唾呑, 後方에의 體伸展, 주먹을 쥔다든가 발굴름 等이 言語를 發하려고 努力할때에 볼수있다. 4歲頃 言語發達이 著明할 時期 또 左利矯正할 때 일으키기쉽다. 環境을 調整하고 言語障害에 注意를 하지말고 沈着한 氣分에서 말을 시키는 것이 좋다.

但 五歲以下의 小兒에게는 오히려 矯正하지 않는것이 좋다.

原 因

器質的인 言語障害는 小腦疾患 腦性痲痺가 있을때에 일어나나 大

部分은 神經質性習癖의 言語障害로 機能的인 것이다.

治 療

옛적부터 『말더듬』은 一種의 疳으로 疳性의 것이 많다고 한다.

即 疳虫症의 治療가 그대로 吃音의 治療가 된다. 小兒의 異常한 精神狀態를 鎭靜시킬뿐이고 別다른 吃音의 矯正에 對하여서는 念慮할 必要가 없다고 본다. 一過性의 것은 治癒하기 쉽고 또 同時에 小兒는 神經過敏狀態에서 解放되여 大端 明朗하게 된다.

그러나 이 吃音은 疳虫症狀과 같이 再發할수가 있다. 多少强한 吃音도 每月 一定日에 治療를 繼續하면 5～6歲에 自然히 矯正된다.

14. 虛 弱 體 質

虛弱兒란 疲勞하기 쉽고 食慾이 없고 蒼白하고 原氣가 없는 小兒에게 붙이는 名稱이다.

이것은 所謂 體質異常兒, 神經質인 小兒에서 볼수있는 症狀과 一致한다.

原 因

一般的으로 無力體質의 하나로 包含되여 있다. 又養護過剩한 家庭에서 많이볼 수 있는 것이 特色이다.

治 療

大部分은 先天的인 것이나 後天的으로는 榮養의 偏向, 糖分過食, 厚着 家庭關係의 改善等에 注意를 하는 同時에 一般的인 小兒鍼과 身柱의 施灸를 꾸준히 續繼하며는 體質은 몰라볼程度로 改善된다.

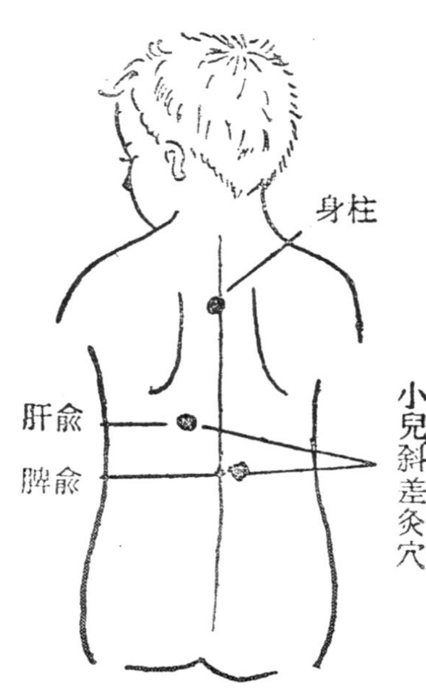

小兒鍼의 保健的應用으로서 가장

重要한 것이라 하겠다.

榮養障害가 있는 小兒에게는 (男子은 左肝兪 右脾兪 女子는 右肝兪 左脾兪)를 加하면 좋다.

15. 포리오後遺症(脊髓性小兒痲痺)

포리오는 病理學的으로는 急性脊髓前角炎이다. 病原體는 윌루스로 4歲以下의 小兒에 많은 病으로 6~9月頃 무더운때에 많이 傳染하는 病이다.

포리오의 原因 症狀은 省略하고 後遺症을 記述하기로 한다.

後遺症으로서의 痲痺는 前驅症(感氣의 症狀과 類似하다)의 經過後一時的으로 痲痺가 일어나도 極히 輕하며 速治되는 것이다. 痲痺가 남는것은 全體中 極히 적은 一部에 지나지 않는다.

痲痺가 일어나는것은 發病後2~3日中이 많고 그때는 感氣와 같은 症狀은 下火되여있다. 痲痺가 일어나는 場所 痺痲形狀 痲痺의 强弱의程度는 小児에 따라서 여러가지가 있으나 全體 痲痺는 弛緩性痲痺라하고 筋肉이 축 늘어진 그대로 自身이 움직일 수가 없게된다. 그러나 他動的으로 움직일수는 있다.

痲痺가 많이오는 곳은 下肢 그中에도 脚部로 다음 많은곳이 上肢痲痺라 하겠다.

痲痺가 남은곳은 發育狀態가 나빠져서 그 脚이나 腕은健側에 比하여 굵이나 길이의 變形을 볼 수 있다.

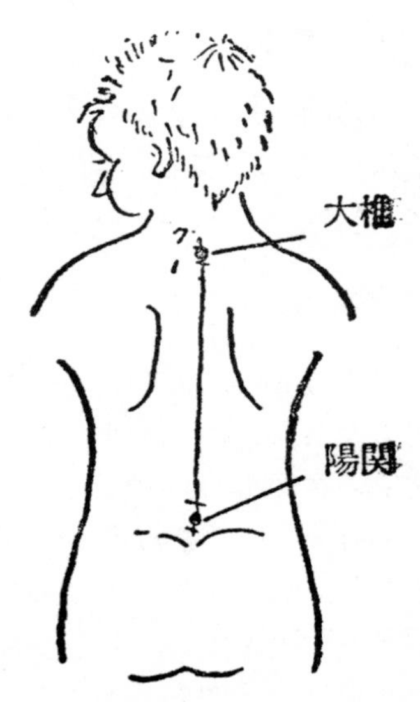

以上은 脊髓型이라고 하는 제일 많은 型인 것이다 橋延髓型이라고 하는것은 腦神經痲痺로 이때에는 顔面筋肉痲痺 眼球가 自由로 움직이지 않고 음식을 먹는것 舌을 움직이는것 發音等이 되지 않는 다.

또 란드리型은 體下方에서 上方으로 痲痺가 擴大되여 腹筋背中의 筋肉, 呼吸筋等의 痲痺를 본다.

治 療

一般的인 小兒鍉法이나 他動運動이 곡 必要하다.

다시 下部頸椎나 腰椎에 侵犯당하기 쉬우므로 罹患部에 應하여大椎 陶道 命門及 그 上下椎間에 施灸하는 方法도 早期일 때에는 좋은 効果가 있다.

포리오의 治療는 發病直後가 가장 좋으며 痲痺에對하여서는 發病一週間以內에 治療하며는 著明한 効果를 얻는다.

痲痺筋에 對하여 榮養(血行)을 좋게하며 남아있는 神經의 代償機能을 鼓舞시켜서 萎縮을 防止하고 痲痺를 回復시키는 作用이 있다 오래 繼續할 必要가 있다.

16. 濕 疹

皮膚가 진무르고 濕하여 大端히 가려운 皮膚病이다.

症 狀

急性일때는 皮膚에 붉고 적은 우툴두툴한 것이 나타나고 多少의 浮腫이 일어나 좀있으면 축축한 漿液이 滲出한다.

大端히 가렵고 表皮가 破損되어 滲出液이 二次的으로 있으며 이것이 乾燥하면 黃色의 딱지가 된다. 慢性일때에는 表皮가 두껍게 굳어지며 漿液의 滲出이 없고 皮膚表面에 凹凸하며 赤黑하고 가려움이 大端하고 細菌의 感染을 받을때가 많다.

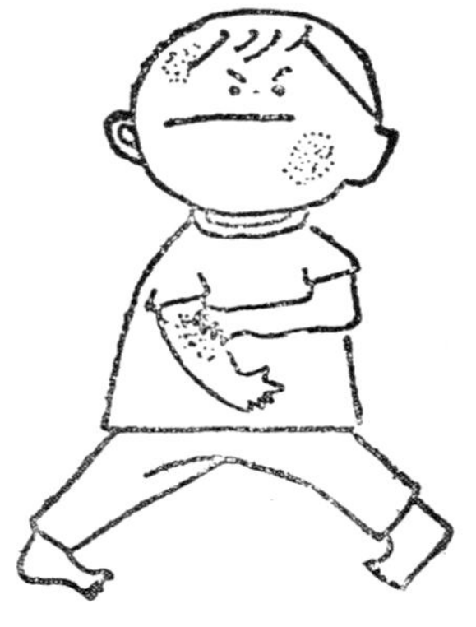

原 因

乳兒의 濕疹中에서 特히 눈에 뜨이는 것은 滲出性體質의 것일때가 많다.

滲出性體質이 아닌 乳兒나 離乳期以後의 아이에게 濕疹이 될때도 있으나 이것은 皮膚의 摩擦, 蟯虫等의 刺戟에 依한것으로 原因이 明確한것이 많다.

治 療

滲出性體質改善法으로서 小兒鍼의 治効는 顯著하다. 但普通 接觸鍼法이나 摩擦鍼法은 適切하지 않으므로 垂直으로 刺하는 方法을 取하여 濕疹部의 周圍에 施術하면 점차乾燥하여 皮膚는 깨끗이 된다 刺戟量이 過하지 않케 注意할 必要가 있다.

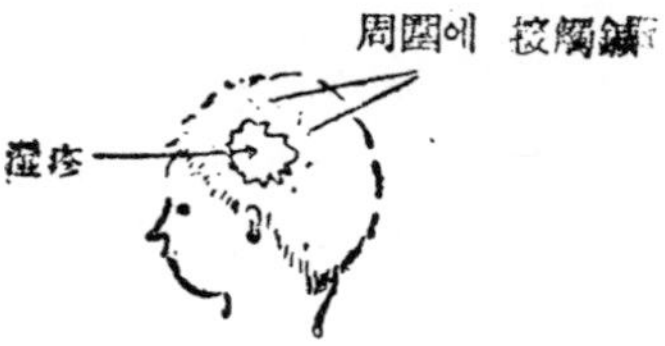

17. 蕁 麻 疹

皮膚에 가려운 發疹이 發作的으로 일어나는 病이

症 狀

皮膚 여기저기에 發作的으로 發疹이 나타난다. 大端히 가렵고, 긁으면 充血하여 붉게되며 부풀듯이 腫한다.

크기는 粒豆大에서 손의 掌大 色은 充血하여 붉게 보이나 濃淡의 差異도 있다.

發疹의 周圍에 붉은 輪이 되여있는 것 發疹上에 水腫이 생기는 것도있다. 가려움은 晝間보담도 夜間에 甚하여지고 긁거면 긁을 수록 發疹은 짐점 번져간다.

이것은 急性의 蕁麻疹의 症狀이나 蕁麻疹을 일으키는 小兒는 이렇한 症狀이 때때로 나타나는것이 普通이며 그中 이러한 發作이 數個月間 繼續 慢性으로 되는것도 있다.

原 因

고등어게 鰹 세우 버섯等을 먹으면 蕁麻疹이 일어난다고한다. 食物과 關係가 있다는것이 確實하다.

注射나 內服藥에 依하여 일어날때도 있다. (이것을 藥疹이라고 한다) 또 內臟의 病에서도 일어나고 特히 新陳代謝障害일때 일어난기 쉽다고 한다. 히스테리 癎疾, 神經의 病에서도 일어난다고 한다. 其他毛織物이나 布類의 刺戟 日光 寒冷 温熱等에 依하여서도 일어날 때가 있다.

이와같은 食物, 內臟의 病 藥等 體外에서의 刺戟等이 蕁麻疹과 어떠한 關係가 있는가는 確實하지 않으나 一部 아레루기 (血清, 細菌等에 依하여 抗體가 體內에서 起하는 異常反應)에 依하여 일어난다고 생각된다.

治 療

濕疹과 같이 아레루기性體質 滲出性體質 改善에 臨하는 것이 根本問題인 것이다. 血管神經性因子가 强한것은 意外에도 잘듣는다.

18. 痙 攣

症 狀

全身의 筋肉이 發作的으로 收縮하고 棒과 같이 强直하여 눈이 돌아가고 손을 꼭쥐고 苦惱狀을 呈하고 瞬間的으로 意識을 消失한다.

原 因

離乳期前後에서 2~3歲의 幼兒에 많은것에는 習慣性痙攣이라하여 약간의 刺戟으로서 痙攣發作을 일으키는 것이다.

이것은 痙攣性體質에 依한다고 하며 便秘에서 起할때가 많다.

또 熱痙攣이라하여 39度程度의 發熱이 있을때 痙攣發作을 起하는 것이 있다. 藤井秀二博士에 依하면 漢方에서 말하는 癎症은 이 經攣을 말하는 것이며 輕한 것을 짓크氏病이나 舞踏症이라고 한다.

腦髓膜의 疾患이나 急性傳染病 中毒症에서 起하는것은 極히 危篤하며 小兒鍼의 對象은 되지 않는다.

治 療

救急處置로서는 四肢末端에 强한 刺入鍼法 또는 鼻唇溝의 刺鍼이나 二間의 瀉血 側頭部의 强한 接觸鍼法이 有効하다.

痙攣性體質은 一般的인 小兒鍼의 繼續에서 改善되고 또身柱의 灸도 옛날부터 使用되여온 方法인 것이다.

救急處置에 끝이지말고 痙攣에는 每月의 小兒鍼을 繼續한다는 것이 豫防上 重要하다.

19. 糸球體腎炎及 네후로―제

症 狀

元氣가 없고 食欲不振하여 幼兒가 잠을 자는일이 많아지고 顏面浮腫이 눈에 뛰고 尿量이 減少되는 症狀을 보일때가 때때로 있다. 이것은 糸球體腎炎이나 네후로―제인 것이다.

原 因

扁桃腺炎, 耳下腺炎, 感氣等에서 續發할때가 많다.

治 療

幼兒의 腎炎은 大略治療가 잘된다. 安靜과 保温, 食事의 注意는 勿論 重要한 것이다.

小兒鍼에 依한 治療도 有効하다. 湧泉穴에 半米粒大 三壯, 程度의 施灸로서 尿量이 增加되고 浮腫이 消退한다는 것은 異常할 程度다.

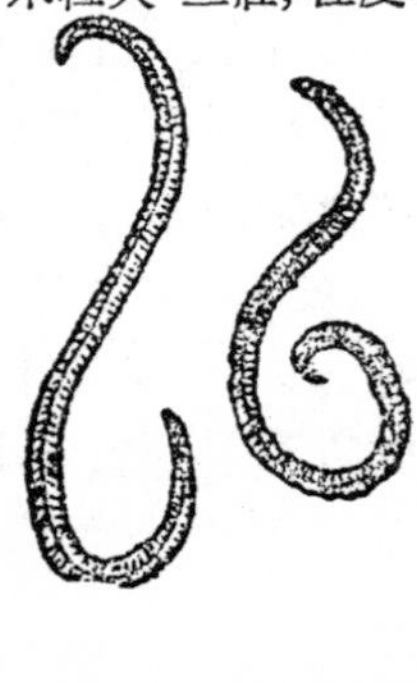

20. 蛔 虫 症

人體寄生虫中 日本人에게 蛔虫이 第一많다.

回虫의 形과 特徵

細長形으로된 지렁이狀으로 길이는 국수程度이며 雌는 雄에 比하여 10cm程度길다.

主로 小腸上部와 中部에 數匹이 寄生하고 있을때가 많다.

症 狀

어린이들의 共通的인 症狀은 食欲 便通의 異常腹痛 (特히臍部痛) 異味症等이다.

蛔虫이 寄生하고 있는 數에 따라서 症狀의 差異가 있다는것은 드물며 小兒에 따라서 症狀이 一定치 않다.

食欲의 異常이라는것은 最初에는 食欲이 오히려 旺盛하게되었다가 나중에 가서는 減退하는 症狀을 나타낸다.

便은 軟便으로 되다가 粘液이나 血液을 混合할때도있다다. 또 小兒에 따라서는 鼻孔이 가려워 손을 넣키 대문에 鼻孔이 빨갛게 된다. 그레서 옛날부터 虫이 있는 證據로서 鼻孔發赤에 注意하여 왔다. 따라서 疳虫도 寄生虫에 無關係하다고는 할수없다.

治 療

산도닌이나 海人草와 같은 驅虫劑의 內服은 勿論 必要하다 하겠으나 神經症狀은 驅虫劑와 같이 小兒鍼의 對象이 된다.

21. 蟯 虫 症

말을 못하는 幼兒로서는 그저 밤마다 울다름이지만 약간 나이가 들면 肛門이나 陰部에 가려움症을 呼訴할때에 본다면 蟯虫症이 있다.

夜泣의 原因으로서는 大端히 重要하다고 본다.

울때에 陰部나 肛門을 調査해보면 蟯虫을 發見할수 있다.

또 밤중에 肛門을 調査해볼 必要가 있다. 治療는 驅虫하는 方法뿐이나 이것도 疳虫의 原因으로서 留意할 必要가 있다.

22. 先天性股關節脫臼

先天的으로 股關節이 어긋나 있는 것이 比較的 많이 있다. (例 1440名中6人) 男兒보다도 女兒에게 많고 그 率은 1對4~6程度로 左側脫臼가 많다.

症 狀

1年이 지나도 步行을 잘못한다든가 걷드라도 절룩거리는 것은 곧 알수가 있으나 이때는 治療가 늦어지므로 早期에 發見할 必要가 있다.

早期發見에는 다음 事項에 注意 하여야 한다.

(1) 大腿內側에 對照的인 주름이 없다. 即 주름이 많은 便이 脫臼하고 있다.

(2) 무릎을 세워서보면 不同하고 낮은 便이 脫臼하고 있다.

(3) 股를 벌리면 抵抗이 있어서 벌리기에 힘이 든다.

(4) 兩足을 펴며는 患側이 足이 外側으로 벌어진다.

이러한 것에서 大體的으로 알수가 있고 좀더 精密하게 診察한다면 診斷하기 힘든것은 않이다.

確診은 X線檢査에 依하여 될것이지만 發育이 旺盛한 乳幼兒에게는 障害를 남길 念慮가 있으므로 될수 있는 限 避하는것이 좋다고 한다.

原 因

遺傳關係가 20% 程度로 어떤理由로 이런 奇型兒가 생기는가에對하는 不明하다.

생각할수 있는 것은 子宮內의 狹少로 因한 股關節이 비틀리여 脫臼한다고 하는 說과 股關節 發育에 異常이 있을때에 原因이 된다는 說이 있다.

治 療

輕한것이면 綿布로서의 기저구 重症인 것에는 키프스固定을 必要

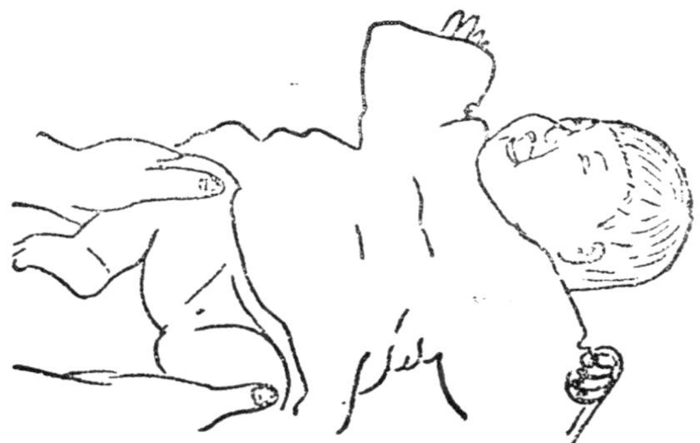

股關節脫臼를 일으킨 側이
벌어지지 않는다.

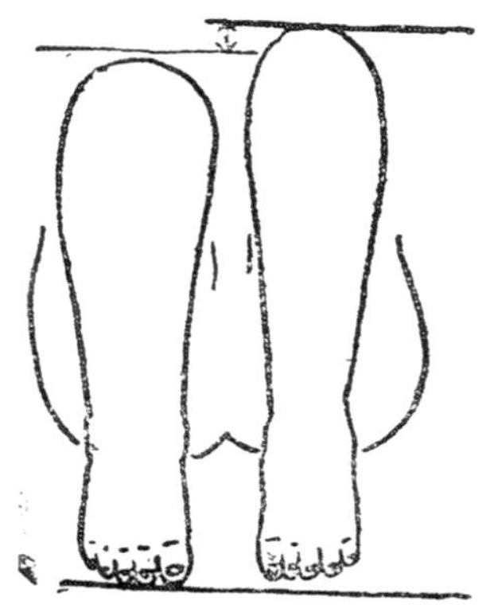

높이가 다르다

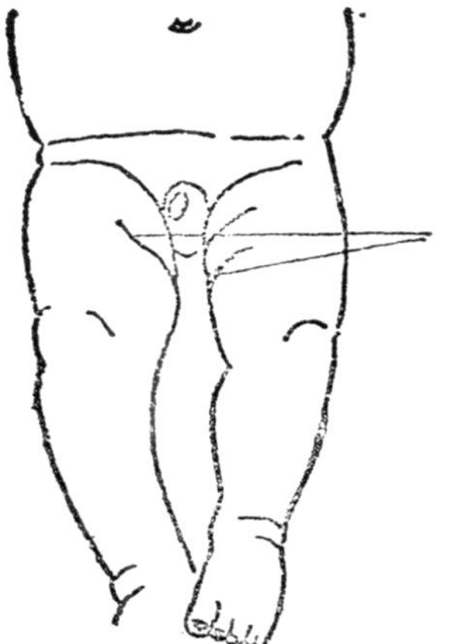

주름잡히는게 다르다

로 한다.

小兒鍼의 對象은 되지않으나 臨床上 많이 볼수가 있고 早期發見의 常識으로서 알아두는 것이 便利하다.

23. 肘 內 障

肘內障이라는것은 2歲～5歲까지의 幼兒에게 잘 일어나는 肘關節의 不全脫臼를 말한다.

小兒臨床에 比較的 많은 것이며 整復도 容易함으로 記載하기로 한다.

原　因

幼兒는 橈骨小頭의 發育이 不充分한 關係上 그것을 支持하는 輪狀靱帶가 弱함으로 손을 갑짜기 잡아 당긴다든지는 손을 짚었다든가할 瞬間 不全脫臼가 일어나는 것이다.

症　狀

上肢를 축 내러트리고 恰似 痲痺한 모양을 하고 前腕은 內轉하고 있다. 만지면 아프나 腫脹은 없다 腫脹하면서 自發痛이 激甚한 것은 骨折을 생각하지 않으면 않되기 때문에 專門醫에 診察을 받어야 할 것이다.

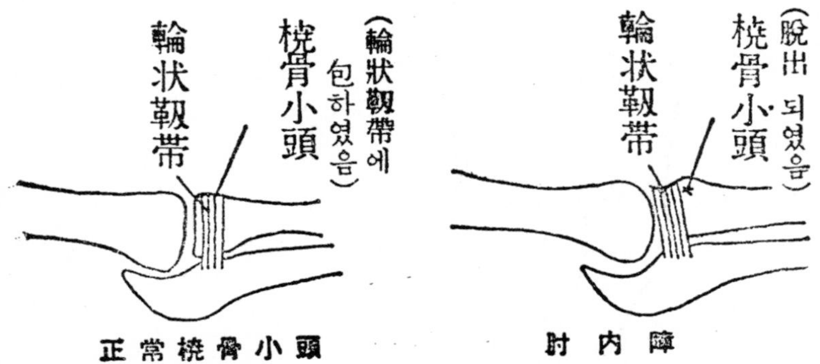

正常橈骨小頭　　肘內障

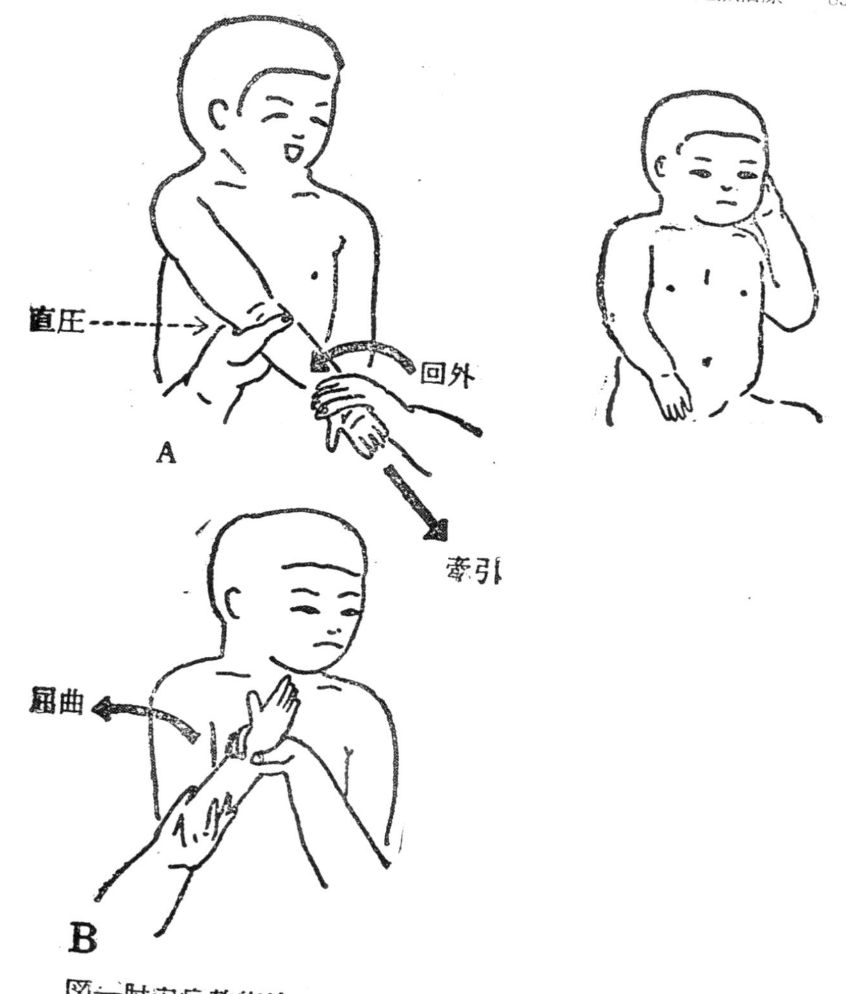

図一肘内症整復法

整復法

患肢의 肘關節 撓骨小頭에 拇指를 대어 內轉한 前腕를 外轉시킨다.

繼續하여 그 位置에서 强하게 索引하면서 肘關節을 屈曲位로 가져간다. 이때 撓骨小頭에 닿은 拇指에 힘을 주며는 整復音을 듣고서 整復을 完了한다.

그 다음에 關節周圍에 小兒鍼으로 接觸鍼法을 行하여 두면좋다.

24. 中 耳 炎

乳幼兒에 原因不明의 熱이 있을때에는 一擔 急性中耳炎을 생각해 볼 必要가 있다.

말을 못하기 때문에 알릴 수가 없으므로 귀에서 膿汁이 나와서야 비로서 中耳炎이란 것을 깨닫게 된다.

慢性中耳炎은 急性中耳炎 다음에서 일어나고 感氣 等에서 때때로 되푸리 되기도 한다.

症 狀

1. 耳痛, 急性中耳炎은 甚한 耳痛을 隨伴하고 慢性中耳炎은 痛症이 그렇게 甚하지 않다.
2. 耳痛漏, 急性일때 最初부터 나오지 않으므로 注意할 必要가있다.
3. 發熱 化濃하였을 때 幼兒는 39度以上의 發熱이 있고 그로因하여 吐하기도 하고 痙攣을 일으키기도 하고. 헛소리를 할때도 있다. 慢性일 때에는 微熱程度일 때가 많다.

原 因

1. 炎症을 일으키는 細菌, (렌사球菌, 肺炎菌, 葡萄球菌等)의 感染으로 因하고 主로 耳管에서 中耳의 內部에 들어가 化濃한다.
2. 鼻咽腔나 副鼻腔의 慢性炎症에서 온다.
3. 汚水가 鼻, 또는 입으로 들어갈때 또는 急性中耳炎의 治療가 充分하지 못하였을때에 慢性中耳炎으로 移行 한다.

治 療

急性中耳炎일때에는 乳樣突起炎이나 또 두려워할 髓膜炎을 續發하기 때문에 幼兒의 全身症狀을 充分히 診察하여 治療를 하지 않으면 않된다.

危險狀態에 있을때는 빨리 專門醫에 診察을 받아보아야 한다.

그러나 發熱이 38度以下로 全身症狀이 좋으며는 鍼治療의 適應症이라 생각하여도 좋다.

慢性中耳炎의 耳漏는 鍼灸의 最適應症인 것이다.

側頭部及 耳周圍에 接觸鍼法을 行하고 足內側 然谷, 太谿等에 小灸를 行한다. 特히 然谷의 小灸는 慢性中耳炎에 對하여 顯著한 効果가 있다.

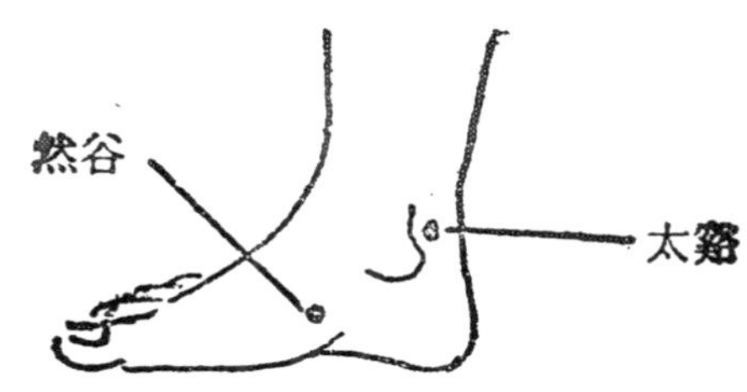

米粒大의 小灸3壯程度 施灸

25. 外 耳 炎

乳兒가 突然 울기始作 原因을 잘 모르는 것에 意外에도 外耳炎이 많이 있다.

눈물이나 吐한 乳汁에 因할때가 大部分이다. 귀를 壓할때에 잘 울기때문에 注意하며 發見하였을時에는 耳鼻科에서 處置를 받는것이좋다 이것도 알아둘 必要가 있는 病의 하나이다.

26. 脫 腸(헤루니아)

一般的으로 脫腸이라고 하면 鼠徑헤루니아를 가리킨다. 先天的으로는 男兒에게 더 많다.

症 狀

울기도하고 便通時 咳起立 무거운 것을 들엇을때에 腿의 接着部가 膨脹되고 程度가 심할때에는 陰囊까지 膨脹된다.

腹壓이 사라지면 自然的으로 原狀復舊가 되는것이나 指押하면는

腫瘤가 腹中에 돌아온다. 痛症이 적은것이 普通이며 그 內容은 腸이나 大網膜이다. 때로는 腸이 도저히 腹膣에 돌아오지 않게된다 이것을 嵌頓헤루니아라고 하며 腸閉塞症을 일으켜 重篤이 될 念慮가 있다.

原 因

鼠徑管에 異常한 틈이 있기 때문에 腹腔臟器의 一部가 나온다.

治 療

乳幼兒일때에는 一般脫腸帶를 채워두면 낳는다. 마는

1年以上 가는수가 많다. 脫腸은 鍼治療의 適應症으로 脫腸이 있는 鼠徑헤루니아 周圍에 刺入鍼法을 行하고 下腹部 大腿內側에 小兒鍼을 注意깊게 行하면 短時日內에 治癒한다.

脫腸의 鍼治療는 發病後 빠를수록 좋다고하며 發病一週間以內이면 90%의 治癒率이 있다고 한다.

以上 小兒鍼臨床에서 흔히 볼수 있는 病 特히 適應症으로 보는 것만을 記하였다

그리고 詳細한 것은 專門書籍을 參考하기 바란다.

第4章 小兒의 治効理論

小兒鍼의 治効를 充分히 說明할수 있는 理論은 現在로서는 없다고 하여도 過言은 않이다.

그것은 小兒의 臨床에 正確한 解釋이 今日까지 行하여지지 않았다는데 基因할것이다.

小兒鍼의 理論은 臨床 實態를 硏究하는데 協助를 바랄 必要가 있다.

그리기에 그와 같은 方法으로서 두가지 方面으로 檢討하기로 하자. 그 하나는 小兒鍼의 對象인 小兒의 生理와 病理의 特徵을 把握한다는 것이다.

그 둘째는 小兒鍼이라고하는 治療手技의 特徵을 생각해 볼 일이다.

그리하여 兩者의 結合한 理論을 생각해가고싶다.

다시 諸學者의 業績을 小兒鍼 臨床에 對應시켜서 小兒鍼理論을 찾어본다는 方法도 여기에 加하고자 한다.

勿論 本書는 入門書인 故로 初心者가 理解할수 있게 要約하여 깊이 파고드는 것을 避하고 싶다.

1. 小兒의 生理와 病理의 特徵

첫째 一般的으로 말해서 小兒는 적은 成人이 않이라는 것 即 말하자면 成人과 全然 다르다는點이다. 그것은 大端히 빠른 發育過程에 있는 個體라는 것이다.

둘째는 不安定性이라는 點이다. 生活活動의 바란스가 動搖하기쉽고 그中에서도 中樞神經系統과 榮養面에서의 안바란스가 顯著하게 나타난다.

① 神經系統에서는 大腦發育의 未熟이란것 即 神經系統에 있어서의 콘트로ー루의 機制가 不充分하기 때문에 外來刺戟에 對하여 反

射的으로만 反應한다는 것이 不可能하다.

② 自律神經系에 對하여도 바란스는 崩壞되기 쉽고 때로는 와고도니—症狀이 나타나기 쉽다.

③ 意識水準이 낮고 睡眠時間이 길다. 故로 乳幼兒에 있어서는 睡眠은 生活의 重要한 部分을 占하고 있다.

④ 刺戟에 對한 感受性이 强하다. 그것은 刺戟에 對하여 「熟達되지 않는 現狀」이 不充分한 故로 어떠한 刺戟에 對하여서도 新鮮한 感受性을 갖이기 때문이다.

⑤ 感覺은 未發達인 故로 原始感覺 特히 觸覺은 比較的 빨리 完成한다.

⑥ 皮膚는 極히 過敏으로 皮膚血管은 擴張하기 쉽고 粘膜도 大體로 같은 것이다.

⑦ 榮養의 바란스가 崩壞되기 쉽다 그러므로 血液아지도지스에 빠지기 쉽고 또 量이나 質의 不足이 일어나기 쉽다.

2. 小兒鍼手技의 特徵

① 小兒鍼은 皮膚接觸刺戟이 主가 되는것이다.

② 刺戟部位에 對하여 成人의 經穴과 같이 限定된 部位의 選擇을 要하지 않는다.

③ 刺戟時間은 5分以內이다.

④ 刺戟에 應하는 感覺은 大部分 原始的感覺 即 觸覺이다.

⑤ 年齡은 生後4～5個月에서 2歲程度까지가 最適應期다.

⑥ 適應症은 疳虫症狀等이라고 하는 神經症이 主가 되고 있다.

⑦ 治療効果는 反射的으로 보일 수록 速効的이다.

⑧ 不眠에 對하여는 催眠的効果가 顯著하다.

⑨ 皮膚血管의 擴張 即 發赤이 높은 確率로서 出現한다.

3. 臨床에서 본 小兒鍼理論

前述한 小兒의 生理 病理의 特徵과 小兒鍼手技의 特徵에 對照하

여 生覺한다면 다음과 같은 理論이 成立된다.

① 發育速度가 빠르기 때문에 精神과 身體間의 안바란스狀態가發現되기 쉽다. 그것은 離乳期頃에 가장 著明하다. 即 疳虫症狀이 그것이다.

小兒鍼은 그와같은 안바란스 調整作用을 한다는것을 생각하게 한다.

② 小兒는 大腦 發達의 未熟으로 콘트로루機制가 不充分한故로 間腦性의 反射亢進이 發現되기 쉽다.

그것은 自律神經失調를 招來하는 緣由인 것이다. 그 反射亢進에 對하여 小兒鍼의 治療가 鎭靜的으로 活動한다고 생각된다. 따라서 小兒神經症은 成人의 神經症과는 달라서 一種의 情緖的인 反射亢進症으로 보아야 한다.

③ 小兒感覺의 特徵에 對하여도 充分히 考慮하지 않으면 안된다. 即 그 感覺은 未熟한 것이나 觸覺은 大端히 銳敏하며 小兒鍼이 一種의 接觸刺戟이란 點이 刺戟方法으로서는 小兒에게 最適하다고 하겠다.

④ 感覺이 粗雜하여 部位覺의 未分化로 어데를 刺戟하여도 大體로 同一한 反應이 나타난다는 것은 小兒鍼이 成人과 달리 經穴에 對하여 많은 考慮를 要하지않는 理由가된다.

⑤ 皮膚 粘膜에 있어서의 特徵은 外界의 刺戟에 對하여 異常하게 過敏하다는 것이다.

病理學的으로는 그로 因한 여러가지 障害를 나타내는 原因이 되기도 하나 逆으로 治療面에서는 그러한 것은 오히려 有利하게 된다. 即 小兒鍼이 輕한 皮膚刺戟인 데도 不拘하고 偉效를 볼수가 있다는것은 이때문이다.

⑥ 榮養의 바란스가 崩壞되기 쉬운點에 對하여는 直接으로 小兒鍼治療로서는 어떻게 하드라도 어려운 일이다. 榮養에 對한 올바른 指導가 必要하다고 하겠다. 그러나 그기에 招來되는 血液아지도ー지스에는 뒤에서 論하는것과 같이 小兒鍼은 有効하게 作用한다.

⑦ 小兒가 成人에 比하여 意識水準이 낮고 또 잘動搖되기 쉽다는 것을 注目하지 않으면 안된다. 小兒의 睡眠時間은 길고 小兒의 生活에 있어서는 成人以上으로 重要하다는 點이나 疳虫症狀의 主가 되는 것이 不眠이나 夜泣이란 點에서 보아 意識水準의 安定이 小兒鍼治

療의 重要 要素인 것이다. 小兒鍼이 感覺에 對하는 反應이나 器管系統 活動의 異常調整이라기보다 다시 逆行하여 그 根底가 되는 意識水準의 安定調整作用을 이루리라는 것을 充分히 理解할수있는 것이다.

以上을 要約하며는 小兒鍼은 小兒의 發育過程에 基因한 안바란스의 調整에 가장 適當한 一種의 皮膚刺戟療法으로서 그 作用點은 神經系統 特히 間腦 或은 網樣體에 있다고 할 수 있다.

4. 諸家의 小兒鍼理論

a. 酸鹽基平衡調整說(水野重元博士)

水野重元博士의 硏究는 幼若家兎에 對한 皮膚鍼의 効果의 實驗的데ー타로서 必히 小兒鍼治効에 妥當한다고는 말할 수 없으나 一應小兒鍼理論으로서 論하는도 좋으리라고 생각한다.

要約한다면 皮膚鍼의 適量刺戟은 血液아지도ー지스를 抑制하여 骨의 發育에 좋은 影響을 밑치게 한다는 것이다.

小兒 特히 疳虫症狀을 나타내는 것이 一般的으로 血液아지도ー지스傾向에 있다는 것은 事實이다. 藤井秀二博士도 指摘한바와 같이 糖分過食에 依한 障害 血液아지도ー지스에 依한 症狀이라고 볼수도 있다.

우리들의 臨床에 있어서도 疳虫病狀을 呈하는 小兒에게 糖分을 過食하는 者에게 많다는 것이 經驗되고 있다.

前述한 小兒의 特徵中에서 論한바 있으나 榮養의 바란스가 崩壞되기 쉽고 그 影響에도 大端히 敏感하다는 것을 생각하여 이 酸鹽基平衡調整說은 小兒鍼의 一面에 治効를 說明할 수 있는 것이라고 생각한다.

b. 變調療法說(藤井秀二博士)

小兒鍼에 關한 藤井秀二博士의 硏究業績은 膨大한 것으로서 小兒鍼硏究는 勿論 鍼灸硏究에 있어서도 大端히 優秀한 資料를 提供한다.

至今 우리들에게 必要하다고 생각되는點만을 要約해본 다면 다음과 같다.

小兒鍼은 造血器를 刺戟하여 血液像의 各種變化를 갖어온다. 그 中에서도 著明한 것은 白血球의 增加와 好中球의 알넷트氏核의 左方移動이다.

또 血行에 著明한 變化가 나타난다. 即 皮膚血管의 收縮及 大腦血管의 收縮과 小腸血管의 擴張等이다.

그러면 이것들의 効果는 交感神經을 遮斷하였을 時에는 이러나지 않는다. 또 逆으로 먼저 交感神經을 緊張狀態로 해둔다면 著明하게 發現한다.

이와 같은 데ー타에서 藤井博士는 小兒鍼은 皮膚知覺을 中介시켜 交感神經의 緊張狀態를 變化시키는 一種의 變調療法이라는 것으로 結論하고 있다. 博士는 乳兒나 年長兒에 對하여도 人體實驗을 行하고 있었으므로 小兒에게는 自律神經失調가 나타나기 쉽다는 特徵에도 잘 適合된 理論이라고 할수있다.

發育速度가 顯著한 乳幼兒가 成長에 가장 關係가있는 自律神經에 不安定의 狀態가 일어나기 쉽다는데 對하여도 小兒鍼의 治効가 그 調整에 있다고 보는데 對하여 그 理論이 優秀한 點이다.

다시 大腦血管에 對한 反射的收縮作用은 異常的으로 興奮하고 있는 中樞의 安定에 좋은 影響을 믿치리라는 것도 注目할 點이다.

c. 大腦制止說(前田昌宏氏)

이說은 最近前田昌宏氏가 提唱한 것으로서 小兒鍼의 治効는 大腦皮質에 있어서의 制止作用에 있어서 이루어진다는 것이다.

前田氏는 쏘련의 파프로후學說에 基因하여 小兒鍼에 依한 小兒神經症 即 疳虫症狀의 治効를 解明한 것이다.

이說은 本質的으로는 파므로후學說의 理解없이 說明하기 어려우나 簡單히 要點을 論한다면 다음과 같다.

乳幼兒의 大腦皮質은 成人에 比하여 刺戟의 耐容性 (刺戟을 받아드리는 能力)이 弱하기 때문에 各種의 刺戟으로 쉽게 疲勞하여 正常的인 反應을 나타내지 못한다.

고이고후 皮質內臟病理學說

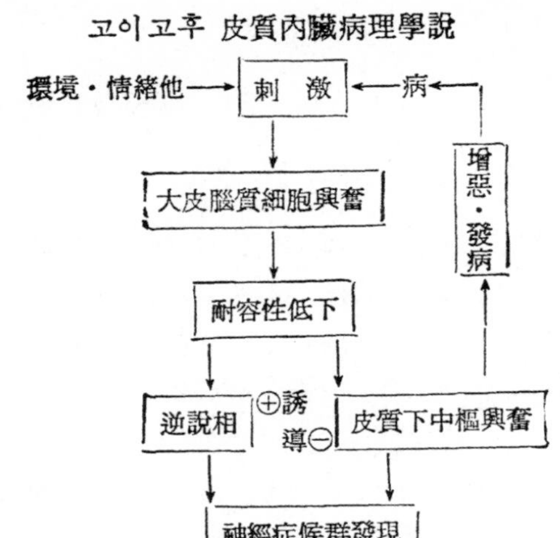

小兒神經症과 小兒鍼의 治効作用

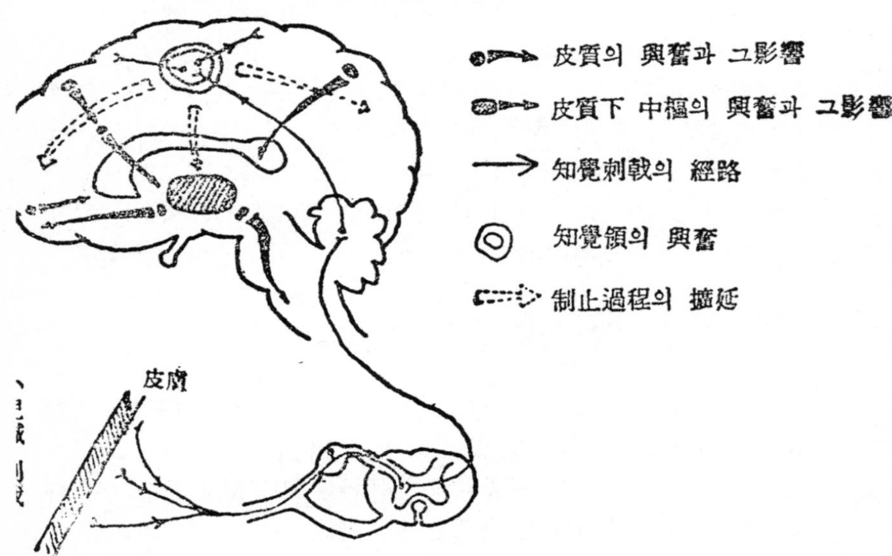

그리하여 그結果 强刺戟보다 오히려 弱한 刺戟에 對하여 過敏하게 된다고 하는 事態가 생긴다.

이것을 逆說相이라 한다 이와 같은 大腦皮質의 耐容性이 低下 오히려 弱한 刺戟에 過敏하게 反應하는 狀態가 小兒神經症 卽 疳虫症이라고 말한다.

이 虫症에 對하여 小兒鍼은 極히 微量의 刺戟으로서도 大腦의 知覺領에 弱한 興奮巢를 形成한다. 이때에 그 興奮巢는 周圍의 大腦 他部分이나 皮質下中樞 (自律神經中樞)에 對하여는 强한 制止作用을 나타낸다. 그리하여 大腦의 異常狀態가 改善된다는 것이다.

또 前田氏에 依하면

1) 疳虫症狀이 大腦發育의 未熟한 小兒에 생긴다는 것.

2) 小兒鍼治療에 있어서 强刺戟보다도 微量의 刺戟의 便이 有効하다는 것.

3) 治効의 發現時間이 빨리 神經反射的이라는 等의 臨床的事實이 이것에 依하여 說明할 수 있다고 한다.

以上과 같이 前田氏의 所論은 推論이라 할수있으나 小兒鍼의臨床을 잘 說明하고 있다고 할수있다.

d. 網樣體調整

이說은 最近 마구—ㄴ 硏究에 依하여 明白하게 된 大腦皮質 及視床下部에 對한 腦幹網樣體의 調整機能을 小兒神經症(疳虫症)과 小兒鍼治効理論에 應用하여본 나의 한 試論이다.

乳幼兒의 意識水準은 낮고 그저 잠을 자기도하고 또 깨기도 하고 있다.

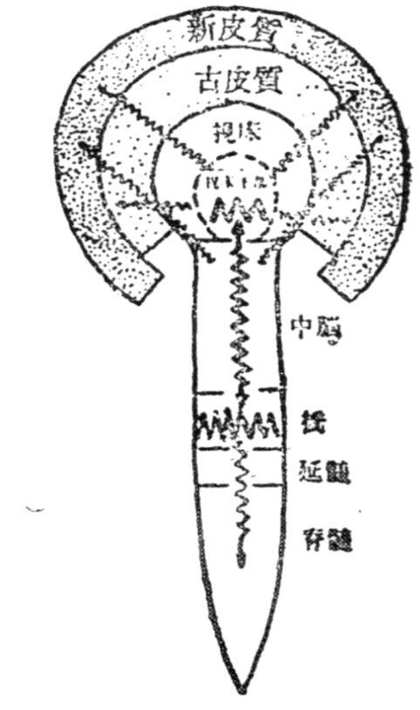

이것은大腦皮質의 充分한 發達을 보지못한 故로 主로 全般的인 意識水準을 콘트로—루하는 網樣體의 機能이 크게 作用하고 있다는 것을 나타내고 있다. 그리하여 原始感覺이라고 불리우는 觸覺 痛覺等이 網樣體의 興奮에 가장 잘 作用하는 感覺이다.

그와 같은 關係로 乳幼兒와 같이 이感覺이 他感覺보다 빨리 完成한다는 點에서 生覺하드라도 網樣體의 調整은 重要한것이다.

網樣體는 末稍求心路에서의 側枝의 刺戟을 받아서 時常 興奮하여 大腦及 視床下部에 促進系의 刺戟과 抑制系의 刺戟을 보낸

다는 것이다.

小兒鍼의 輕微한 大部分 無感覺에 가까운 皮膚刺戟이 主로 網樣體에 傳하여저 그 機能를 調整한다.

그리하여 網樣體는 大腦皮質에 作用하여 그 意識水準의 흐트진것을 調整하며 다시금 視床下部에 活動하여 自律神經支配下의 諸機能도 改善한다고 生覺된다.

以上 네個의 說은 小兒鍼의 治効를 充分히 解釋한다는 것은 생각할수가 없으나 大略 共通點을 가졌다고 본나.

即 皮膚知覺이 小兒鍼의 作用點이며 그것이 視床下部이나 大腦皮質이나 或은 網樣體이며 一定한 中樞에 對한 求心的 刺戟이 되어서 거기에 極히 有効的인 安定作用 反射作用이 行하여져서 우리들이 臨床上 보는것과 같은 結果가 나타난다고 하는 것이다.

거기에는 小兒中樞神經系의 未熟性이라고 하는 것과 小兒神經症 小兒鍼操作과 小兒의 皮膚感覺이라는 것에서 훌륭하게 콘도라스드를 하여 小兒鍼治効의 核心을 이루는 것이라고 말 할수 있다.

■ 편　저 ■

박　종　갑

· 대한한방침구정통연구소 이사장(전)

피내침 기원에서 질환별 치료까지

현대 피내침법실무

定價 16,000원

2014年 6月 15日 인쇄
2014年 6月 20日 발행
편　저 : 박 종 갑
발행인 : 김 현 호
발행처 : 법문 북스
〈한림원 판〉
공급처 : 법률미디어

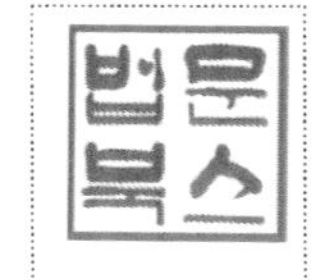

152-050
서울 구로구 경인로 54길 4
TEL : 2636 - 2911, FAX : 2636 - 3012
등록 : 1979년 8월 27일 제5-22호
Home : www.lawb.co.kr

ISBN 978-89-7535-288-1 93510